<small>お腹いっぱい食べても、しっかりやせる！</small>

もち麦
ダイエットレシピ

<small>糖質制限、必要なし！</small>

「HAL YAMASHITA」オーナー シェフ
山下春幸 著

大妻女子大学家政学部教授
青江誠一郎 監修

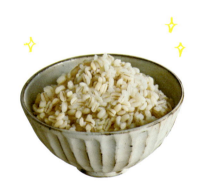

アスコム

はじめに

\シェフだから食事制限ムリ！/ \炭水化物大好物！/

そんな僕が**もち麦**を食べたら
14kgやせた！

　ダイエットしたいと思っていたのですが、もともと食べることが大好きなうえ、シェフという職業柄、朝から晩まで試食や試作のためにすごい量（ランチタイムだけで、普通の人の約2人分を摂取！）を食べるため、食事制限でダイエットすることは難しい……。

　さらによくないのが、食事の時間帯。一般のランチタイム、ディナータイムは厨房に立っていますので、当然適正時間に食べることができません。朝食は6〜7時、昼食は3時ごろ、夕食は深夜になることがほとんど。しかも深夜に食べるのは、焼肉やラーメン、ぎょうざにビールという高カロリーのものばかり！ 太らないわけがない食生活を送っていました。

　そんなとき、もち麦に出合いました。白米が大好きで雑穀や麦は苦手でしたが、だまされたと思ってもち麦ごはんを食べたら、おいしくて感動！ **プチプチ、モチモチの食感にハマり、気づいたら2.5kgやせていたのでビックリ！ その後5カ月間でマイナス10kg、1年でマイナス14kgと順調にやせていきました**。白米をもち麦ごはんに置き換えるだけだったので、ストレスなくダイエットできましたね。

> 山下シェフ自ら

ベルトの穴3つ分＆ジーンズ3サイズダウン！
糖質オフせずに、ダイエット成功!!

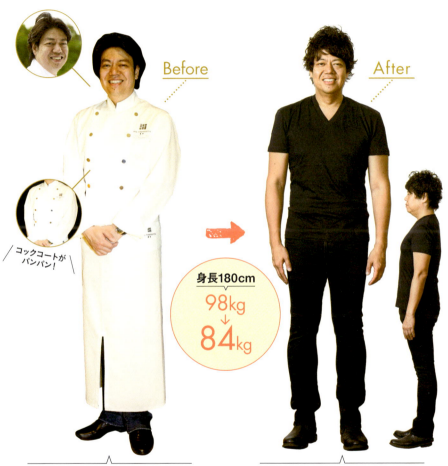

Before

After

コックコートが
パンパン！

身長180cm
98kg
↓
84kg

写真の当時は98kgあって、コックコートはピチピチではち切れそうでした。体が常に重く、肩こり、首痛、腰痛、坐骨神経痛にも悩まされていました。

腰まわりを中心にサイズダウン！**ジーンズは3サイズダウン**、**ベルトの穴3つ分**やせました。コックコートにも余裕ができ、体の痛みも見事に改善！

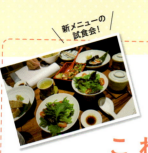
新メニューの試食会！

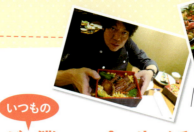

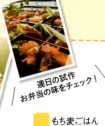
連日の試作 お弁当の味をチェック！

これが僕の いつもの 食生活

🟨 もち麦ごはん
⬜ 何かしら食べている時間

時刻	月	火	水	木	金	土	日
6:00	**朝食** もち麦ごはん		**朝食** もち麦ごはん	**朝食** もち麦ごはん			
7:00		**朝食** もち麦ごはん			**朝食** もち麦ごはん	**朝食** もち麦ごはん	**朝食** もち麦ごはん
8:00							
9:00							
10:00		試作会					
11:00					試作会		
12:00	商品打ち合わせ＆試食会		**昼食** もち麦ごはん	ランチタイム（試食）		ランチタイム（試食）	ランチタイム（試食）＆新メニューの試食
13:00		ランチタイム（試食）	試作会		スタッフと昼食		
14:00			ランチタイム（試食）				
15:00							
16:00		**昼食** もち麦ごはん		スタッフと昼食		**昼食** もち麦ごはん	**昼食** もち麦ごはん
17:00	スイーツ新商品の試食会	新メニューの試食会	ディナータイム（試食）		スイーツ8種類の試食会		
18:00				パスタの試食会		ディナータイム（試食）	ディナータイム（試食）
19:00	会食						
20:00		会食	新商品の試食会	ディナータイム（試食）	ディナータイム（試食）		
21:00							
22:00							
23:00			スタッフとごはん	**夕食** もち麦ごはん	**夕食** もち麦ごはん		
24:00	**夜食** もち麦ごはん					スタッフとごはん	スタッフとごはん
25:00							

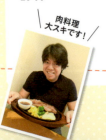
肉料理大スキです！

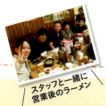
スタッフと一緒に営業後のラーメン

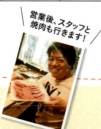
営業後、スタッフと焼肉も行きます！

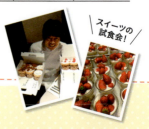
スイーツの試食会！

食事制限や運動をしなくても勝手にやせていくので、最初は具合でも悪くなったのかと不安になったのですが、体はいたって健康。シェフの仕事はほぼ立ち仕事なので、腰痛や首痛などの体の痛みにも長年悩まされていたのですが、体重が減ったことにより、それも改善され、マッサージにも行かなくなりました！もう、イイことづくめです!!

　もち麦に出合ったのが約3年前。いまも変わらずもち麦を食べ続けています。そのおかげか、リバウンドもせずに体重をキープできています！

　もち麦はとにかく腹もちがいいので、朝食に食べるのがオススメ。私の場合は、朝ごはんに35ページの"黄金レシピ"配合のもち麦ごはん、昼ごはんの94ページのもち麦のおかゆをよく食べていましたが、もち麦は主食だけでなく、いろいろな調理ができます。

　本書では、わたしが考案したもち麦を使った和・洋・中のダイエットレシピをご紹介しています。おいしい料理を食べ続けることができるので、ストレスなくダイエットを続けられます。

　「運動しない・カロリー制限ムリ・炭水化物大好き・毎日深夜ごはん」というダイエットではやってはいけないことを全部やっている私ですらやせることができたのが、もち麦ダイエット!!

　ぜひ、試してみてください！

山下春幸

メタボ解消＆腸内環境改善！
もち麦は現代人にぴったりの食材

大妻女子大学家政学部教授 **青江誠一郎**先生

　私たち日本人は、昔から主食に穀物を摂取してきました。日本人の食物繊維不足が危惧されていますが、じつは60年前と現在をくらべると、野菜から摂取している食物繊維量はほぼ変わっておらず、穀物から摂取する食物繊維量が大幅に減少しているのです。つまり、**日本人の食物繊維不足の原因は、昔の雑穀を食べる習慣が白米・小麦パンを食べる食生活に変化したこと**にあります。

　最近は「糖質OFFダイエット」や「炭水化物抜きダイエット」が流行っていますね。糖質が悪者扱いになっていますが、糖質はとても大切な栄養素。長期間食べずにいると、体にダメージを与え、病気のリスクも高まりますし、やせたとしてもリバウンドすることのほうが多いでしょう。

　白米にもち麦を混ぜたもち麦ごはんを1日2杯食べれば、炭水化物を我慢することなく、食物繊維も不足分を十分に補うことができるうえ、ダイエット効果もあります。**内臓脂肪を減らし、血糖値の上昇を抑え、腸内環境をも整える効果をもつもち麦は、現代人にぴったりのスーパーフード**です！

Profile

青江誠一郎（あおえ・せいいちろう）

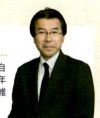

大妻女子大学家政学部食物学科教授。農学博士。千葉大学大学院自然科学研究科博士課程修了。雪印乳業技術研究所を経て、2003年に大妻女子大学家政学部助教授に就任。07年から現職。食物繊維摂取とメタボリックシンドロームの関係などを専門としている。

CONTENTS

はじめに ……………………………………………………… 2
 山下春幸シェフ ………………………………………… 3
 青江誠一郎先生 ………………………………………… 6
こんなにスゴイ！ もち麦のパワー ……………………… 12
もち麦の基本① もち麦ってどんなもの？ …………… 14
もち麦の基本② もち麦ダイエットって何？ ………… 16
もち麦のココがスゴイ!!① もち麦は食物繊維の宝庫！ … 18
もち麦のココがスゴイ!!② 「β-グルカン」のパワー … 20
もち麦のココがスゴイ!!③ 血糖値の上昇を抑制 …… 22
もち麦のココがスゴイ!!④ 血中コレステロールの低下 … 23
もち麦のココがスゴイ!!⑤ 脂肪の吸収を抑える …… 24
もち麦のココがスゴイ!!⑥ セカンドミール効果 …… 25
成功者続出!! もち麦生活で健康的にラクやせできました！ … 26
お医者さんも太鼓判!! もち麦は腸内環境を改善する最強食材 小林暁子先生 … 30
もち麦ダイエット Q&A ………………………………… 32
もち麦ダイエットレシピの使い方 ……………………… 33

Chapter 1 もち麦ごはんの基本

炊き方
 黄金レシピ ……………………………………………… 35
 ３割炊きもち麦ごはん／保存方法 …………………… 36
 ５割炊きもち麦ごはん ………………………………… 37
ゆで方
 ゆでもち麦ベース１ …………………………………… 38
 ゆでもち麦ベース２／もち麦がゆ …………………… 39

Chapter 2 ソース&ベース調味料

ソース
もち麦ボロネーゼ …… 40
もち麦ホワイトソース／もち麦マヨネーズ …… 41

みそ
　もち麦肉みそ／もち麦辛味みそ …… 42
　もち麦琉球豚みそ／もち麦白みそ …… 43

もち麦に合う味
　すじ煮 …… 44
　ピリ辛にら肉みそ／ポン酢しょうゆ …… 45

Chapter 3 もち麦で腸活！ 朝ごはん

細切り大根と春菊の明太子サラダ／トマトとクレソンのスパイシーサラダ … 46
もち麦のアサイーボウル風 …… 48
フルーツスムージー／グリーンスムージー …… 49
鮭とクレソンのスピード混ぜごはん／京風『茶がゆ』 …… 50
もち麦とわかめのみそ汁／トマトとレタスの赤だし …… 51
もち麦エッグベネディクト …… 52
NYスタイル もち麦エッグスラット …… 53

> column 青江先生おすすめ！
　もち麦でお手軽のっけごはん …… 54

Chapter 4 もち麦でたっぷり食べたい！ サラダとあえもの

もち麦ひき肉風キムチサラダ …… 56
しっとりチキンのにぎやかサラダ …… 58
肉みそのレタス包み …… 59
もち麦ガーデンポットサラダ …… 60
りんご入りマカロニサラダ …… 61

まぐろセビーチェ風アボカドボートサラダ	62
大根とささみのさっぱりあえ	63
もち麦干し海老おから	64
ふろふき大根白みそかけ	65
column 青江先生おすすめ！ ランチにもおすすめ！ もち麦パーフェクトおにぎり	66

Chapter 5 腸をやさしく整えるもち麦スープ

コーンポタージュ	68
椎茸ともち麦のポタージュ	70
焼きなすのポタージュ	71
ゴロゴロ野菜のポトフ	72
新和食クラムチャウダー	73
細切り野菜の春雨スープ／浅利と人参のスンドゥブ	74
シェフのとびっきりレシピ チキンと根菜のクリームシチュー	75
column 青江先生おすすめ！ 冷凍キューブ活用！ 超速かんたんメニュー	76

Chapter 6 がっつり食べてもOK！もち麦の主食

カレーと卵のパラパラチャーハン	78
卵とれんこんのしょうゆチャーハン	80
おばあちゃんの焼きめし	81
和風ナシゴレン	82
芯から温まる 新カレー雑炊	83
ごま風味の鯛茶漬け	84
ふわふわ親子丼	85
パスタ ボロネーゼ	86
かにとトロトロ甘ねぎのグラタン	87
台湾風海老ワンタン	88
神戸風お好み焼き／野菜の田舎焼き	89

シェフのとびっきりレシピ　簡単なのに本格的な『ラザニア』 ……… 90
　　もち麦神戸そばめし ……………………………………………… 92
　　Wポークカレー …………………………………………………… 93
　column　山下シェフも実践！　スープジャーで効率調理がゆ …… 94
　　トマト和風がゆ・ザー菜中華がゆ・ベーコン洋風がゆ・きのこ梅がゆ

Chapter 7　ボリュームたっぷり！もち麦でメインおかず

おからコロッケ ……………………………………………………… 96
さばの味噌チーズ焼き ……………………………………………… 97
にら鶏だんご豆腐鍋 ………………………………………………… 98
トマトとズッキーニのオムレツ …………………………………… 99
海老の大根しんじょう椀 ………………………………………… 100
鶏もも肉　辛味みそオーブン焼き ……………………………… 101
茄子のごま味噌炒め ……………………………………………… 102
ふわっと！いかしゅうまい ……………………………………… 103
もち麦ぎょうざ …………………………………………………… 104
もち麦にらぎょうざ ……………………………………………… 105
鮭ときのこのホイル焼き ………………………………………… 106
自家製揚げはんぺんの野菜あんかけ …………………………… 107
シェフのとびっきりレシピ　シェフの大好きなハンバーグ　3種のソース
白みそガーリック・トマトオニオン・おろし青じそ ………… 108
　column　いつもの人気おかずに合わせて　山下シェフおすすめ4品
はちみつぽん酢の豚の生姜焼き ………………………………… 110
鶏のローズマリーハーブ焼　トマトサラダ添え ……………… 111
新和食ステーキ　おろしりんごの醤油ソース ………………… 112
揚げたらと彩野菜の甘酢煮 ……………………………………… 113

Chapter 8　もう我慢なし！もち麦でお腹すっきりスイーツ

特製もち麦甘酒 …………………………………………………… 114
もち麦バニラプリン ……………………………………………… 115

もち麦入り濃厚チョコレートパウンドケーキ	……	116
オリエンタルココナッツミルクがゆ／もち麦栗ぜんざい	……	117
HAL YAMASHITA 抹茶のクレームブリュレ	……	118
シェフのとびっきりレシピ 喫茶店風チョコレートフルーツパフェ	…	119

レシピの使い方

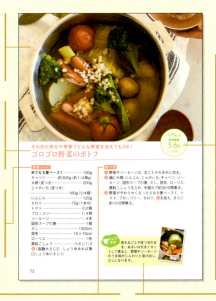

もち麦レシピ写真
山下シェフのもち麦を使ったヘルシー料理を、プロのおしゃれな盛りつけとともにご紹介

料理名＋説明
料理の内容がわかりやすいよう、説明文を加えています。作りたい料理を選ぶときに便利です

材料
基本的には（2人分）となっていますが、料理によっては作りやすい分量で表記しています

栄養計算
カロリー表示とともに、もち麦の特長的な栄養素の食物繊維量を明記しています

Chapter 1 全体の料理の基本となるので、ここでは通常の食物繊維量に加え、β‐グルカン量も表記

作り方
できるだけ簡単にしながらも、ヘルシーさと山下シェフの料理のおいしさを活かしています

コメント
山下シェフによる秘伝のテクニックやコツ、青江先生の栄養解説などをわかりやすく掲載

この本の決まりごと

* この本では（株）はくばくのもち麦を使用しています。
* もち麦はメーカーにより重量、栄養価、炊き方などが異なります。確認の上、ご使用ください。
* カロリー、栄養価は1人分です。
* 計量は200ml＝1カップ、200cc。大さじ1＝15ml、15cc。小さじ1＝5ml、5cc。
* 電子レンジは600Wのものを使用していますが、500Wの場合は加熱時間を2割増しにしてください。
* オーブン、オーブントースターは600Wのものを使用しています。機種により多少焼き上がり時間が異なりますので、様子を見ながら調整してください。
* フライパンはフッ素樹脂加工のものを使用しています。
* 火加減は、とくに指定がない場合は中火です。

> こんなにスゴイ！

もち麦

ダイエット効果
Wのチカラをもつ

もち麦の食物繊維は、白米の約25倍[※]！2つがバランスよく含まれているので、食話題の腸活効果も抜群で、美肌

- ぽっこりお腹が凹む！
- 便秘解消
- 内臓脂肪を減らす！
- 血糖値の上昇を抑える

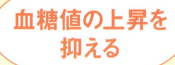

のパワー

＆健康効果
スーパーフード！

不溶性食物繊維と水溶性食物繊維の
べ続けることで、ウエストサイズがダウン！
効果＆病気を防ぐ効果も期待大！！

- 腸内環境を整える
- コレステロールが低減
- 朝に食べるとより太りにくい！
- 脂質の吸収をブロック！

※もち麦：「はくばく調べ」
白米：「日本食品標準成分表2015」より

もち麦の基本 ❶ もち麦ってどんなもの？

もち麦は大麦の仲間！

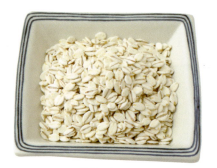

押し麦
（うるち性）

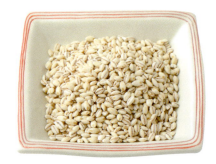

もち麦
（もち性）

　"もち麦"を初めて耳にする人も多いかもしれませんが、**もち麦は大麦の一種**です。大麦はイネ科に属し、小麦や稲、トウモロコシなどと同じ穀物の仲間です。

　米にもうるち米ともち米があるように、大麦にもうるち性ともち性があります。

　大麦のうるち性で最も一般的なのが、麦とろごはんに利用されている押し麦。もち性にあたるのが、もち麦です。

　大麦は、麦とろごはんや麦茶、焼酎、ビールの原料として昔から日本人に親しまれてきましたが、最近になって、世界的に大麦のもつ健康パワーが注目されるようになりました。

　とりわけ**もち麦は、食物繊維を多く含む大麦のなかでも、だんとつに食物繊維量が高く、普通の大麦よりもプチプチ、プリプリとした食感が特徴**です。

白米ともち麦ごはんの違いは？

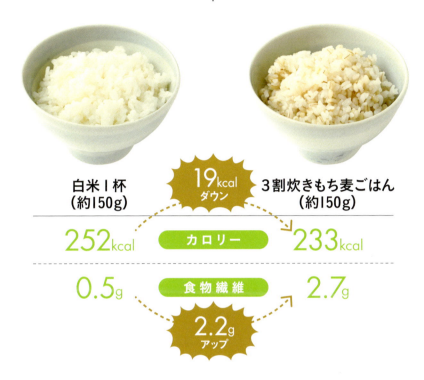

白米1杯
（約150g）

19kcal
ダウン

3割炊きもち麦ごはん
（約150g）

252kcal　カロリー　233kcal

0.5g　食物繊維　2.7g

2.2g
アップ

　もち麦と米を合わせて炊き上げるのが、もち麦ごはん。米1合に対してもち麦を50g混ぜて炊いた**3割炊きもち麦ごはんを白米の代わりに食べるだけでカロリー＆糖質をダウンさせることができます！**

　さらに、もち麦は白米にくらべて、カルシウム、鉄分が豊富で、カリウム、ビタミンB1、たんぱく質などの栄養素も含んでいます。そのなかでも、注目すべきなのが食物繊維の豊富さ。もち麦のダイエットパワーの秘密はこの食物繊維に隠されています。

　もち麦ごはんがあれば、炭水化物抜きをしなくても、体脂肪を落とすだけでなく、健康効果も期待できる理由をこれからご紹介していきましょう。

もち麦ダイエットって何？

もち麦の基本 ②

基本は1日2回もち麦ごはんを食べるだけ！

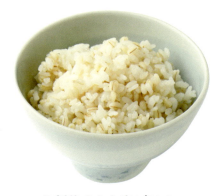

3割炊きもち麦ごはん

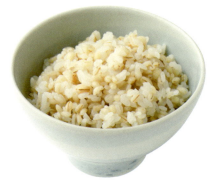

5割炊きもち麦ごはん

　糖質オフダイエットをしている人も少なくないと思いますが、糖質は脳を動かし、体の機能を活発化させる役割をもった必要不可欠な栄養素なので、まったく摂らないのはNG！
　糖質を完全に摂取カットするのではなく、適量を食べることが大切です。さらに糖質とともに血糖値の上昇を抑える食物繊維も摂るようにすると、腸内環境が整ってダイエット効果が高まります。
　その最も手軽な摂取法が、**毎日食べる主食の白米に、食物繊維が豊富なもち麦を3〜5割加えて炊く**こと。
　例えば、白米150g（1合）にもち麦50gを加えて炊くと、炊き上がりは約300gになります。
　これを1日2回に分けて食べるだけで、白米を食べるよりも糖質が減らせ、逆に食物繊維が約5g（日本人の食物繊維1日あたりの目標量1/4強）も摂取できます。

もち麦ダイエットは
こんな人にオススメです！

☐ 糖質制限ダイエットに失敗したことがある

☐ 炭水化物が大好き！

☐ 食物繊維が不足している

☐ 噛む回数が少なくて早食い

☐ 便通が不定期で便秘がち

☐ ダイエットのための料理を作るのが面倒

シンプル＆簡単だから続けられる ＆リバウンドなし！

　主食で食べている白米を、もち麦ごはんに置き換えればOK。あとはいつも通りの食生活を続けるだけなので、無理なくダイエットを続けることができます。

　まずは**2～3週間ほどで内臓脂肪が減り、ウエストサイズがダウン！ 同時に体重も少しずつ減ってきます**。一気に体重ダウンはしませんが、体への負担が少ないので、続けることでリバウンドしにくい体質になります。

　またおかずに肉や魚介、豆腐などのたんぱく質を加えることで、筋量の減少を防ぐことができ、リバウンド防止になります。

しっかりおかずと主食を食べてもOK。継続が成功のカギ♪

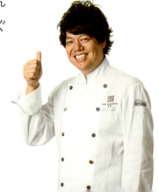

> もち麦のココがスゴイ!! ①

もち麦は食物繊維の宝庫!

白米の約25倍の食物繊維!!

　もち麦のやせパワーの源は食物繊維の豊富さにあります。白米と比較すると、なんと25倍!! 食物繊維が豊富だといわれるごぼうとくらべてみても2倍以上あります。

　現在の日本人の食物繊維摂取量は、1日平均で11〜14g。厚生労働省が目標とする量の18〜20g以上には、追いついていないのが実情です。

　でも、**3割炊きのもち麦ごはんならば、茶碗1杯で約2.4g、5割炊きならば約3.4gの食物繊維が摂れる**ので、不足分を補うことができるのです。

　食物繊維には、不溶性食物繊維と水溶性食物繊維の2種類があり、もち麦はその異なる2つの食物繊維をバランスよく摂取することができます。

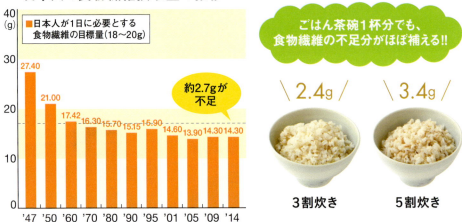

日本人の食物繊維摂取量の推移

- 日本人が1日に必要とする食物繊維の目標量(18〜20g)
- '47: 27.40
- '50: 21.00
- '60: 17.42
- '70: 16.30
- '80: 15.70
- '90: 15.15
- '95: 15.90
- '01: 14.60
- '05: 13.90
- '09: 14.30
- '14: 14.30

約2.7gが不足

参考:『日本人の食事摂取基準2015年版』『平成26年国民健康・栄養調査結果』

ごはん茶碗1杯分でも、食物繊維の不足分がほぼ補える!!

- 3割炊き　2.4g
- 5割炊き　3.4g

不溶性と水溶性のW食物繊維のチカラ

　不溶性食物繊維と水溶性食物繊維は、それぞれ役割が違います。野菜やきのこ、豆類などにも含まれている不溶性食物繊維は、水に溶けずに腸内の水分を吸ってふくらみ、便のかさを増やし、排便を促すので便秘改善に役立ちます。また、腸内の有害物質を体外へ排出させる働きもあります。

　一方、水溶性食物繊維は、糖質の消化・吸収をゆるやかにし、血糖値の急上昇を防ぎ、脂質の吸収を穏やかにする作用があります。さらに、乳酸菌やビフィズス菌などの善玉菌を増やす効果もあるため、腸内環境改善にも役立ちます。

　もち麦の特長は、この水溶性食物繊維が豊富なことにあります。じつは、野菜をたくさん食べたとしても摂取できるのは、ほとんど不溶性食物繊維のため、水溶性食物繊維はなかなか摂取しにくい栄養素なのです。そして、もち麦に含まれている水溶性食物繊維の成分には、ダイエット効果だけでなく、さまざまな健康効果が期待できることが近年わかってきました。

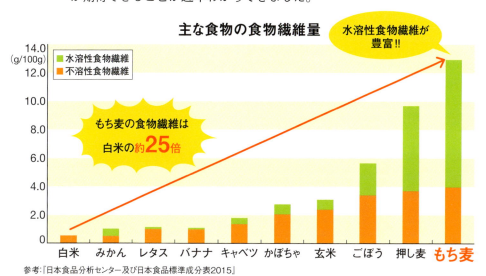

主な食物の食物繊維量

参考：『日本食品分析センター及び日本食品標準成分表2015』

ダイエット＆健康効果のカギ！
「β-グルカン」のパワー

もち麦のココがスゴイ!! ②

β-グルカンって何？

　最近になって、水溶性食物繊維の一種である「β-グルカン」のパワーが世界から注目を集めています。β-グルカンはきのこや海藻、穀物などに含まれていますが、そのなかでも、大麦のβ-グルカンの含有量はトップクラスで、うるち性よりももち性（もち麦）のほうが多く含まれています。＊大麦の種類によって異なります。

　このβ-グルカンが摂取されると、体内でいろいろな働きをします。β-グルカンは水に溶けると粘り気が出て、体に不要なものを包み込んで排出します。また糖質や脂質の消化吸収を遅らせる効果もあります。

　β-グルカンは1日約3gで効果を発揮し、もち麦50〜60gを食べれば摂取可能です。β-グルカンは、水に溶け、最終的には体外に排出されるため、もち麦を毎日食べ続けることが大切です。

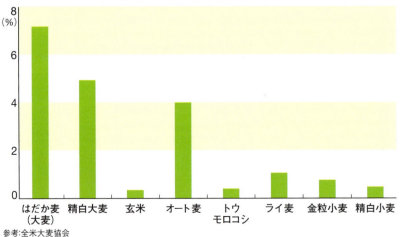

β-グルカン含有割合の比較

参考:全米大麦協会

β-グルカンの体内での変化

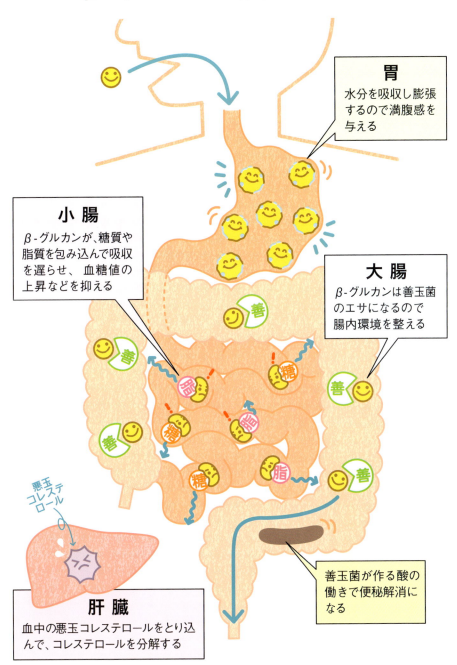

> もち麦のココがスゴイ!! ③

血糖値の上昇を抑制

糖尿病予防に効果的！

　糖質の高いメニューばかり食べて、食後の血糖値が長時間高いままだと、血糖値を下げる役割をもつインスリンの働きが悪くなり、血糖値が下がりにくくなるので糖尿病につながります。

　β-グルカンの粘り気は、食後にデンプンを包み込む働きをします。こうすると消化酵素がブロックされるため、**消化吸収のスピードがゆっくりとなり、血糖値の急激な上昇を抑える**ことができます。また、インスリンの過剰な分泌もなくなるので、余分なブドウ糖を脂肪細胞に貯め込まず、体に脂肪がつくのを防いで太りにくくなります。

　主食に使われる穀物である、白米、小麦よりもGIが低いもち麦を食事に取り入れて食のルーティンにすれば、食後の血糖値の上昇がゆるやかになり、糖尿病や肥満が予防できるのです。

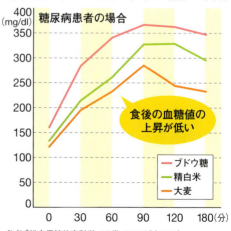

各種穀類食品のGIの比較

参考:『American Journal of Clinical Nutrition,76巻、5-56』(2002)
※ GI=測定食品の血糖値面積/精白小麦パンの血糖値面積×100

大麦、精白米、ブドウ糖の食後血糖値の変化

参考:『総合保健体育科学、13巻、75-78』(1990)

> もち麦の
> ココが
> スゴイ!!
> ④

血中コレステロールの低下

悪玉コレステロールの上昇を抑制

　コレステロールには細胞膜を作ったり、ホルモンを合成する働きもありますが、動脈硬化などの生活習慣病の一因となる悪玉コレステロール（LDLコレステロール）もあります。

　脂肪が多い食物を摂取すると、消化液の胆汁酸が分泌されます。そうなると脂肪分解酵素のリパーゼが働きやすくなって、脂質の消化吸収が促進されます。

　もち麦などβ-グルカンが豊富な食物を多く食べると、胃から腸にゆっくりと消化・吸収されます。さらにβ-グルカンの粘り気成分が胆汁酸を取り込み、体外に排出。胆汁酸が不足すると肝臓で血中コレステロールが分解され、再び胆汁酸を生成するので**悪玉コレステロール値は下がってくる**のです。

　うれしいことに、体内にある**善玉コレステロール（HDLコレステロール）は、減ることはありません**。

中性脂肪を減少させる

　悪玉コレステロールと同様に、中性脂肪も体内に蓄積したくないものの1つ。両者が体内で多くなると、脂質異常症や動脈硬化などを招く可能性があります。

　また中性脂肪が増えると、善玉コレステロールが減って、悪玉コレステロールが増加することもわかってきました。

　水溶性食物繊維のβ-グルカンは、中性脂肪の減少にも効果的。腸管で、**中性脂肪の吸収を抑える働きもある**といわれています。

もち麦のココがスゴイ!! ⑤ 脂肪の吸収を抑える

[お腹まわりがスッキリ！ メタボにも◎]

　もち麦を食べることで、さまざまな生活習慣病の要因が改善されると、ウエストや下腹部などのサイズがダウンします。

　これは急激に減るものではないので、食べ続けることが大事。少なくても **3カ月食べ続けると、体重よりも、まずはお腹まわりに変化があらわれ、メタボリックシンドロームの改善につながります。**

[内臓脂肪が減る!!]

　肥満には皮下脂肪型と内臓脂肪型があり、後者は健康を害する危険性が高くなります。

　内臓脂肪の蓄積を防ぐには、ここでももち麦のβ-グルカンが効力を発揮。小腸での脂肪の吸収を抑え、**血液中の余分なブドウ糖が脂肪に変わるのを防いで**くれます。

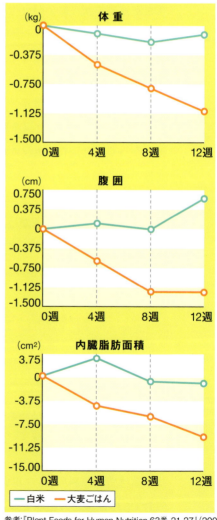

大麦ごはんの効果

参考:『Plant Foods for Human Nutrition,63巻,21-27』(2008)

もち麦のココがスゴイ!! ⑥

朝食にもち麦を食べれば、1日中効果が持続！
セカンドミール効果

次の食事の後まで血糖値が上がりにくい！

　もち麦を食べることで、その次にとる食後の血糖値にも影響を及ぼすことがわかっていて、"セカンドミール効果"と呼ばれています。β-グルカンは、体内で消化吸収されないまま腸の下部へと下がっていき、これを善玉腸内細菌が分解するのです。このとき腸から出るホルモンの刺激が脳に指令を出し、**直前の食事ばかりか次の食事、さらにその後の食事まで、血糖値の上昇をゆるやかにし、太りにくい体に変化させていきます**。

　この1日中続くダイエット効果が、セカンドミール効果です。

もち麦を食べるベストタイミングは朝！

　β-グルカンの働きで1日中血糖値がゆるやかな状態が続くと、満腹感も持続するので食べ過ぎを防ぐことができます。

セカンドミール効果を効率よく得るには、朝食から。朝食にもち麦を摂ると、昼食から夕食まで血糖値は上がりにくくなります。

　さらに夕食にもち麦を食べてβ-グルカンを摂ると、効果は翌日の朝食まで続きます。

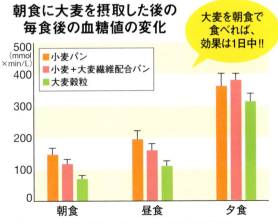

朝食に大麦を摂取した後の毎食後の血糖値の変化

大麦を朝食で食べれば、効果は1日中!!

参考:Nilsson,AC et al:『Am J Clin Nutr,87,645-654』(2008)

もち麦生活で健康的にラクやせできました！

成功者続出!!

case 01
1日3食ボリュームいっぱい食べても体がスッキリ軽くなりました!!

吉本興業芸人 クールセブン **辻原なつき**さん・30歳

もち麦を初めて食べた感想は「食感がおもしろい&おいしい」でした！だからつい夜中でもお茶碗2杯分のもち麦ごはんを食べてしまったりと、いつも以上に食べてしまったのですが、結果1カ月で2kgの減量に成功！ダイエットできたことはもちろんうれしかったのですが、驚いたのが、体の変化です！もち麦を食べ始めてから、便秘が解消されただけでなく、体のむくみがスッキリとれ、「肌がキレイになった！」と褒められるようになりました。一番うれしかったのが、**生理前、生理中の体のだるさやむくみ、食欲増加、肌荒れなどの症状が緩和**されたことです！食事制限を一切せずにダイエットができるうえ、健康になれたことを実感！もち麦ダイエット、最高です!!

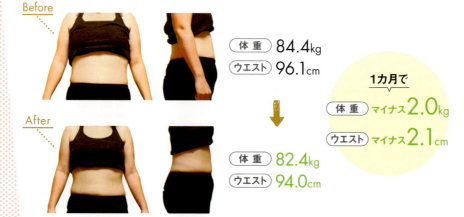

Before
体重 84.4kg
ウエスト 96.1cm

After
体重 82.4kg
ウエスト 94.0cm

1カ月で
体重 マイナス2.0kg
ウエスト マイナス2.1cm

＼ こんな食生活でもやせました！ ／

	1日目	2日目	3日目	4日目	5日目	6日目	7日目
朝ごはん	9:30 ・もち麦ごはん 2杯 ・しじみのみそ汁 ・茶碗蒸し 2個	10:30 ・もち麦ごはん 1杯 ・生卵 ・キムチ ・しじみのみそ汁	9:30 ・もち麦ごはんのおにぎり 1個	10:30 ・もち麦ごはん 1杯 ・生卵 ・キムチ	9:00 ・もち麦ごはん 1杯 ・納豆 ・しじみのみそ汁	10:30 ・もち麦ごはん 1杯 ・辛子明太子 半切	10:15 ・もち麦ごはん 1杯 ・生卵 ・のり ・しじみのみそ汁
昼ごはん	14:00 ・コンビニのサンドイッチ（ツナ・タマゴ）	14:00 ・コンビニのサンドイッチ（ツナ・タマゴ） ・フライドチキン	13:00 ・さばみそ定食（さばみそ・お新香・みそ汁・冷奴・白米1杯）	16:00 ・かけうどん	13:00 ・つぼ鯛塩焼き定食（つぼ鯛塩焼き・まぐろ中落ち・みそ汁・お新香・白米1杯）	16:00 ・お寿司 9貫 ・かきフライ 2個 ・茶碗蒸し	15:00 ・とんこつラーメン ・白米 1杯
夜ごはん	26:00 ・もち麦ごはん 2杯 ・焼豚 2枚 ・インスタントラーメン 半分	23:00 ・もち麦ごはん 1杯 ・もつ鍋 ・だし巻き玉子 ・ミニトマト 6個 ・ほうれん草のバター炒め 4:00 ・焼菓子 1個	26:30 ・もち麦ごはん 1.5杯 ・もやしと豚肉の炒めもの ・すじ肉煮込み	23:00 ・もち麦ごはん 2杯 ・豚肉とピーマンの炒めもの ・しじみのみそ汁	20:30 ・もち麦ごはん 2杯 ・さんま塩焼き ・さんま刺身 ・キャベツのみそ汁	26:00 ・もち麦チャーハン（ごはん2杯分） ・フライドチキン ・サラダ	23:00 ・もち麦ごはん 1.5杯 ・ホワイトシチュー 2杯

ダイエット中もご覧の通り、フライドチキンやラーメンなど大好きな高カロリーメニューばかり……。夜中の2時に夕食を食べることもしばしばだったのですが、それでもやせたことがうれしい！朝食によく食べた、卵かけもち麦ごはんにキムチをのせたものは、忙しい朝でも手軽においしくもち麦が食べられるので、お気に入りでした！

ダイエット期間中でもがっつり!!

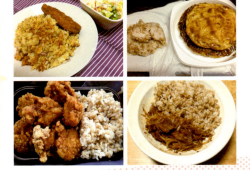

case 02

食事量が増えたのに、減量成功！便秘もスッキリ解消！

山本かおりさん(仮名)・48歳

もち麦ごはん（5割炊き）を食べると、お腹の中がスッキリするのを感じます。<u>始めてから1週間くらいで、便通がよくなり、下腹がへこみました！</u>プチプチしている食感が楽しくて、腹もちがいいのも◎。普段は太ることを気にして1日1食か2食だったところを毎日しっかり3食食べるようになり、食事量は増えたはずなのに、結果的にやせたのにはビックリ！

約3週間で
体重 マイナス **0.9** kg
ウエスト マイナス **1.1** cm

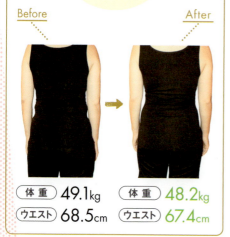

Before → After
体重 49.1kg → 体重 48.2kg
ウエスト 68.5cm → ウエスト 67.4cm

case 03

お肌の調子が改善！家族で楽しく続けられるのがうれしい!!

森本美香さん(仮名)・38歳

もち麦を食べ始めてから、お肌の調子がよくなったのを実感！悩んでいた皮膚湿疹やかさつきがなくなり、<u>肌の水分量もアップしたのがうれしい！</u>ゆでもち麦を作って、スープに入れたり、サラダにトッピングして食べるのがお気に入り。小さいころからひどい便秘もちだった娘がもち麦を食べ始めてから、快便になり驚きました。これからも家族で続けていきます！

約3週間で
体重 マイナス **1.9** kg
ウエスト マイナス **1.5** cm

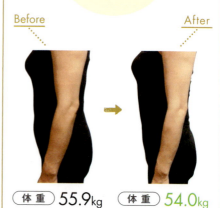

Before → After
体重 55.9kg → 体重 54.0kg
ウエスト 69.0cm → ウエスト 67.5cm

case 04

雑穀の食品メーカーはくばく社員も挑戦!!

夜は居酒屋飯＆ビール！でも、体重6kg減＆内臓脂肪34％減!!

長澤政明さん・48歳

朝食と昼食時に食べる白米を、自社商品の『もち麦ごはん【無菌パック】』に5週間置き換えたところ、**なんと内臓脂肪が約34％減！**体重も2週間目まではまったく変化がなかったのですが、3週間目から一気に減り、**結果的に6kg減量に成功しました**。ダイエット期間中は、運動は一切なし！単身赴任中だったので、朝と昼はお弁当を購入し、最初から入っている白米をもち麦ごはんに置き換え。夜は居酒屋に行き、ビールを飲み、〆のラーメンというダイエット前と変わらない食生活だったので、空腹感も感じず、ストレスなくやせることができました。また、カロリー制限をしてダイエットしたわけではないので、ダイエット期間を終えて2年たちますが、リバウンドしていません！いつか履けるだろうと思って取っておいた20代のころのズボンを履けるようになったのが、うれしいです！

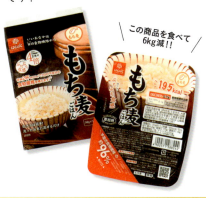

この商品を食べて6kg減!!

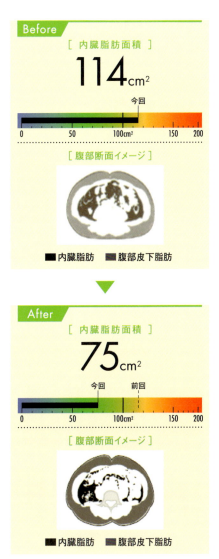

Before
[内臓脂肪面積]
114 cm²

[腹部断面イメージ]

■内臓脂肪　■腹部皮下脂肪

After
[内臓脂肪面積]
75 cm²

[腹部断面イメージ]

■内臓脂肪　■腹部皮下脂肪

お医者さんも太鼓判!!

もち麦は
腸内環境を改善する最強食材

小林メディカルクリニック東京 院長 **小林暁子**先生

●もち麦で便秘解消、代謝＆免疫力アップ!!

　便のかさを増やし、排便を促す効果がある不溶性食物繊維ですが、じつは、ひどい便秘症の場合、必死に不溶性食物繊維を多く含む食材を食べることで、逆に便秘を悪化させてしまう可能性があります。
　便秘症の方こそ、摂るべきは水溶性の食物繊維です。
　もち麦に多く含まれている水溶性食物繊維は、腸内細菌のエサになって、善玉菌を増やし、腸内環境の改善に役立ちます。
　最近、腸の働きが、全身の健康につながることがわかってきました。腸内環境が整うことで、便通が改善するだけでなく、美肌効果や代謝改善、ダイエット効果があり、免疫力が高まります。また、花粉症などのアレルギー症状も緩和されます。
　腸内細菌の理想的なバランスは、善玉菌：悪玉菌：日和見菌＝2：1：7。日和見菌は、善玉と悪玉の優位なほうにつく菌です。ですので、善玉菌がより活性化するように、善玉菌のエサとなる水溶性食物繊維がとても重要なのです。
　腸内環境はだいたい2～3週間で変化し始め、3カ月で体質が変わります。1日に適度な量を毎日続けて食べることが大切で、ちょっとずつでも確実に腸内環境は改善されます。腸が弱い方は、少しずつ食べて腸内を慣らし、次第に量を増やしてみてください。

●もち麦で血圧も下がる!?

　メタボリックシンドロームや生活習慣病予防効果のあるもち麦。最近の研究では、**もち麦には高血圧の上昇を抑制する効果や塩分を排出する働きがある**のではないかと注目されています。
体内の塩分濃度が高くなることは、高血圧の原因の1つ。無駄な塩分を排出することで、血圧の上昇を抑制できます。

　また、太ってくると、肝臓で作られるはずの血圧を上げる物質が、脂肪細胞からも分泌されます。その結果、太っていると高血圧になる確率が高くなってしまうのです。

　もち麦を食べ続けることで、内臓脂肪が減り、肥満が改善されます。結果、やせることで、高血圧予防にもつながるのです。

腸活効果を高める組み合わせ食材

（小林先生オススメ！）

もち麦は、同様に腸内環境を整える乳酸菌やビフィズス菌を多く含む食品や発酵食品と組み合わせて摂取すると、ダブル効果でより腸内が改善されます。

＼ ベストコンビネーション！ ／

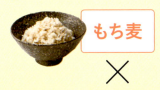

もち麦 × プレーンヨーグルト／チーズ／納豆／キムチ、漬もの／みそ

Profile

小林暁子（こばやし・あきこ）

小林メディカルクリニック東京 院長。医療法人社団 順幸会 理事長。順天堂大学医学部卒業。便秘外来を立ち上げ、現在までに15万人以上の治療に携わり、腸内環境改善において高い実績を上げている。現在は、健美腸ドクターとしても活躍中。

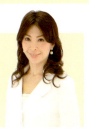

もち麦ダイエット Q&A

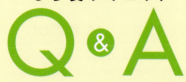

Q 子どもやお年寄りが食べても大丈夫?

A もちろん大丈夫です!

初めてもち麦を食べる場合やもともとお腹が弱い人は、1日1食、1〜3割炊きのもち麦ごはんがオススメです。体が慣れてきたら、徐々にもち麦の分量を増やしていってください。

Q もち麦はどこで購入できる?

A スーパー&ネットで購入できます

全国のほとんどのスーパーや食品販売店などで購入できます。もし、お近くのお店にもち麦が置いてない場合は、インターネットなどでも購入できます。

Q もち麦を食べていたら、どれだけ食べてもやせられるの?

A 食べ過ぎはNG!

いつもの食事メニューのまま、白米をもち麦ごはんに置き換えるだけでも効果は見られますが、食べ過ぎは禁物!摂取カロリーが大幅に増えると、太ってしまうことも。

Q 冷めても、おいしいの?

A 冷めてもおいしい&ダイエット効果もアップ!

冷めてもあまりかたくならず、プチプチした食感が残るので、お弁当やおにぎりに最適です!しかも、冷めたもち麦ごはんは、温かいもち麦ごはんよりもでんぷん量が増えるので、ダイエット効果も大きくなります。

Q もち麦の保存方法は?

A お米と同じでOK!

もち麦の保存は、お米のように高温多湿を避け、ストッカーなどの容器に入れておきましょう。お米のように虫がつく場合もあるので、長期間使わないときは、冷蔵庫に入れておくのがオススメです。

［もち麦ダイエットレシピの使い方］

1 スーパーフードのもち麦といえど、カロリーオーバーはNG！
自分の目標カロリーを考えて、作りたいメニューを選択

> 栄養計算を参考に
> 献立を組み立てて
> みてください

2 作るメニューに合わせてもち麦を炊く＆ゆでる

> 先に多めに作って
> 冷凍しておくと、
> すぐに使えて便利！

3 いよいよレシピを見ながらクッキング開始

> ソース類も先に
> 作りおきしておくと
> 効率的

4 レシピ内のシェフ・テクでよりおいしく、
青江先生のアドバイスでダイエット効果がアップします。

> たまには
> カロリーを気にせずに、
> ダイエットを息抜きしたいときのために、
> 『シェフのとびっきりレシピ』
> も収載

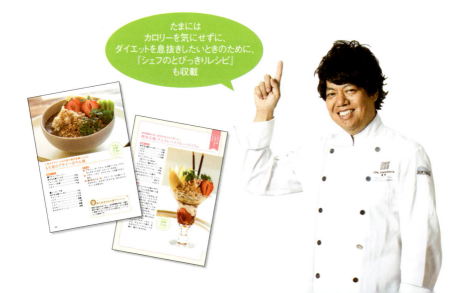

Chapter
1

もち麦ごはんの基本

　もち麦の調理法はとっても簡単。米の炊飯と同じように
適量の水を加えて炊飯器や鍋で炊いたり、ゆでたりするだけです。
そのまま、または米と合わせたものをいろいろな料理に加えると、
おいしさとともに食物繊維やビタミンなどの栄養もプラスされます。

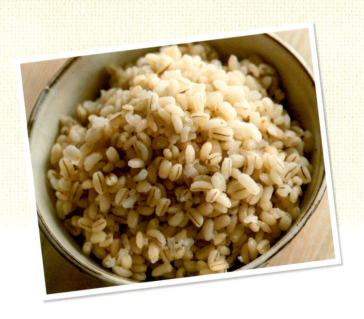

炊き方

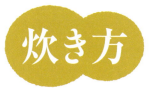

いつものごはんにもち麦を加えて炊くときの、最もおいしく感じる割合の炊飯3パターンです。もち麦と米の配合次第で、食感や甘みが変わります。

＊浸水時間は、夏場は約15分、冬場は約30分とする。（気温により吸水状態が異なるため）

黄金レシピ

もち麦を毎日食べ続けてきた山下シェフが、ダイエットに成功した秘伝の炊き方です。もち麦量を増やして食物繊維をより多く摂取！

冷蔵2日間＆冷凍2週間保存OK！

材料（炊き上がり約1.2合分）

- もち麦 …………………………… 100g
- 米 ………………………………… 30g（0.2合）
- 水 ………………………………… 310ml

カロリー	食物繊維
203kcal	5.9g（β-グルカン2.1g）

＊ごはん茶碗1杯分＝約150gあたり

作り方

1

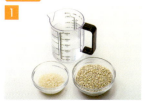

分量の米を洗い、水をきっておく。もち麦は洗わずに使う。

2

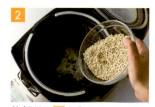

炊飯釜に①を入れる。

3

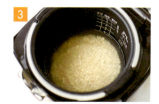

②を軽く混ぜ、吸水時間を設け、通常の炊飯と同様に炊く。

4

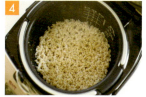

炊き上がったら少し蒸らし、切るように混ぜる。

シェフ・テク
吸水は夏は約15分間、冬は約30分間おきます。1時間以上おくと米が割れることがあるので注意！

こんな料理に

- 鮭とクレソンの混ぜごはん ………… P50
- もち麦エッグベネディクト ………… P52
- カレーと卵のパラパラチャーハン … P78
- 和風ナシゴレン …………………… P82
- ふわふわ親子丼 …………………… P85

3割炊きもち麦ごはん

もち麦初心者におすすめの一般的な配合。米の量が多いので、いつもの炊き上がりにちょっと弾力がプラスされる感じになります。

冷蔵2日間＆冷凍2週間保存OK！

材料（炊き上がり約1.5合分）
- もち麦 ……………… 50g
- 米 …………………… 150g（1合）
- 水 …………………… 280ml

カロリー 233kcal ／ 食物繊維 2.7g（β-グルカン 0.8g）

＊ごはん茶碗1杯分 ＝ 約150gあたり

作り方

1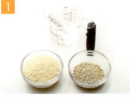
米を洗い、水をきっておく。もち麦は洗わずに使う。

2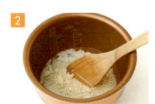
炊飯釜に1を入れ、軽く混ぜる。

3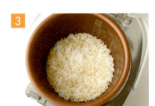
2を吸水時間を設け、通常の炊飯と同様に炊く。

保存方法

おすすめの保存方法ベスト3

炊いたりゆでたりしたもち麦は、冷蔵や冷凍保存が可能です。でき上がって常温に戻してから保存しますが、保存期間は冷蔵ならば2日間、冷凍ならば2週間程度が目安です。保存する分量がわかっていると、料理に利用するときに使いやすく失敗がないので、面倒でも量るようにしましょう。

シェフ・テク 冷蔵では冷蔵庫内が乾燥しているため、もち麦の水分が飛んでパサパサになりがち。できれば冷凍がおすすめ。

ラップで

ラップで薄く平らに包む。さらにファスナーつき保存袋に入れ、空気を抜きながら閉じると臭いがつかない。

5割炊きもち麦ごはん

もち麦と米がほとんど同割の炊き方。もち麦の配合が多いため粒感が際立ち、噛む回数が増えるので少量でも満腹に！

冷蔵2日間＆冷凍2週間保存OK！

材料（炊き上がり約1合分）
- もち麦 …………………………… 50g
- 米 ………………………………… 60g（0.4合）
- 水 ………………………………… 180ml

カロリー **228kcal**　食物繊維 **3.9g**（β-グルカン 1.1g）

＊ごはん茶碗1杯分＝約150gあたり

作り方

1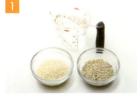
米を洗い、水をきっておく。もち麦は洗わずに使う。

2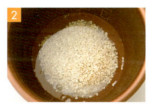
炊飯釜に 1 を入れ、軽く混ぜる。

3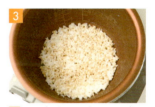
2 を吸水時間を設け、通常の炊飯と同様に炊く。

保存容器で
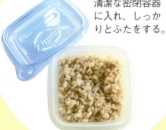
清潔な密閉容器に入れ、しっかりとふたをする。

製氷皿＋冷凍用保存袋で
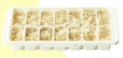
製氷皿に流して凍らせ、ファスナーつき保存袋に入れて空気を抜きながら閉じる。製氷皿1キューブ＝約25g。

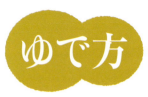

ゆで方

ゆでたもち麦は、水分を十分に含んで量が増します。やわらかくなると弾力やとろみが加わるので、料理の食感を高めながら食べごたえも出てきます。

ゆでもち麦ベース1

もち麦のつぶつぶ感が際立つゆで方です。弾力あるもっちりとした独特の歯ごたえは、加熱調理をしてもしっかりと残ります。

冷凍2週間保存OK！

材料（約320g分）

- もち麦 ……………………………… 100g
- 水 …………………………………… 400ml

作り方

1

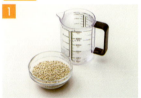

もち麦と水を用意する。

2

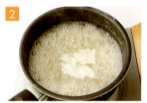

1を強火にかけて沸騰したら中火にし、約20分加熱する。

3

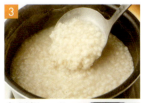

火を消し、ふたをした状態で水分がなくなるまでおく（約10〜25分）。

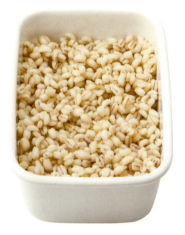

カロリー	食物繊維
128kcal	4.8g (β-グルカン2.4g)

*約100gあたり

こんな料理に

- もち麦とわかめのみそ汁 …………………… P51
- もち麦干し海老おから ……………………… P64
- ゴロゴロ野菜のポトフ ……………………… P72
- 浅利と人参のスンドゥブ …………………… P74
- Wポークカレー ……………………………… P93
- おからコロッケ ……………………………… P96
- いかしゅうまい ……………………………… P103
- シェフの大好きなハンバーグ 3種のソース
  ………………………………………………… P108

ゆでもち麦ベース2

水分を多くしてマイルドな口あたりにし、さらに塩を加えて下味もつけておきます。たれやドレッシング、トッピングなどに重宝！

冷凍2週間保存OK！

材料（約400g分）
- もち麦 ………………… 100g
- 水 …………………… 580ml
- 塩 ………………… ひとつまみ

カロリー	食物繊維
102kcal	3.9g (β-グルカン 1.9g)

*約100gあたり

こんな料理に
- もち麦のアサイーボウル風 … P48
- もち麦ひき肉風キムチサラダ ………………… P56
- まぐろアボカドサラダ … P62
- もち麦ぎょうざ ……… P104
- チョコフルーツパフェ … P119

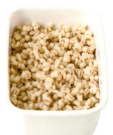

作り方

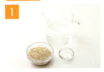

1. もち麦と水、塩を用意する。

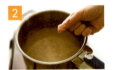

2. 鍋に①を入れる。

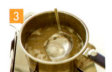

3. ②を強火にかけ、沸騰したら中火にし、約20分加熱する。

4. 火を消し、ふたをした状態で水分がなくなるまでおく（約10〜25分）。

もち麦がゆ

そのままでもおいしくやわらかいおかゆは、スープベースや料理のかさ増しなどに大活躍。ペーストに使うと、ゆるいとろみがつきます。

冷凍2週間保存OK！

材料（約500g分）
- もち麦 ………………… 100g
- 水 …………………… 670ml
- 塩 ………………… ひとつまみ

カロリー	食物繊維
82kcal	3.1g (β-グルカン 1.5g)

*約100gあたり

こんな料理に
- グリーンスムージー …… P49
- コーンポタージュ ……… P68
- 新和食クラムチャウダー … P73
- もち麦バニラプリン … P115
- もち麦栗ぜんざい …… P117

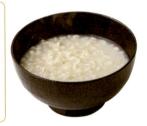

作り方

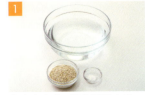

1. もち麦と水、塩を用意する。

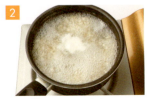

2. 鍋に①を入れて強火にかけ、沸騰したら中火にする。

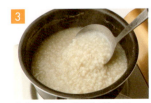

3. 中火で約25分間加熱する。

Chapter 2 ソース&ベース調味料

もち麦をベースにしたヘルシーでうま味たっぷりの調味料と、山下シェフが常備している、もち麦にも合う便利調味料をご紹介します。和・洋・中華・エスニックなど、いろいろな料理の味わいを高めます。

ソース

もち麦の食感ととろみを活かした洋風のソース。味がシンプルなもち麦はトマトや乳製品などとも相性がよく、一緒に煮込むともち麦のほのかな甘みも加味されます。

もち麦ボロネーゼ

ひき肉と似た食感のゆでもち麦を加えて、トマトやオリーブオイルと煮れば、ひき肉の量を抑えたヘルシーなミートソースになります

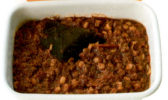

冷蔵2日間&冷凍2週間保存OK!

材料(約450g分)
- ゆでもち麦ベース1 …… 80g
- 牛ひき肉 …… 100g
- 玉ねぎ …… 80g
- にんにく …… 小さじ1分
- 米酢 …… 大さじ1
- トマトの水煮(カットタイプ) …… 200g
- 昆布 …… 8×4cm
- 水 …… 100ml
- Ⓐ(八丁みそ、酒各大さじ1　砂糖あれば三温糖小さじ2　みりん小さじ1　塩あれば海塩ひとつまみ　黒こしょう適量)
- オリーブ油 …… 小さじ1

作り方
1. 玉ねぎ、にんにくはみじん切りにする。
2. 鍋にオリーブ油、ひき肉を入れて強火で炒め、①、酢を加えてさらに炒める。
3. ②にもち麦ベース1、トマトの水煮、昆布、水、Ⓐを加えて中火で約10分間煮る。
4. 火を止め、昆布を取り除く。
※多めに作って冷凍保存しておくと便利。

こんな料理に
- パスタ ボロネーゼ …… P86
- 簡単なのに本格的な『ラザニア』…… P90
- トマトとズッキーニのオムレツ …… P99

カロリー 119kcal
食物繊維 2.0g
*100gあたり

もち麦ホワイトソース

もっちりとしてとろみのあるもち麦がゆを、牛乳と合わせてクリーミーでやさしくコクのあるソースに仕上げていきます

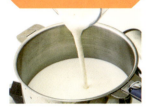

冷蔵2日間＆冷凍2週間保存OK！

材料（400g分）
もち麦がゆ(冷凍) …… 8キューブ（約200g）
牛乳 ……………………………………… 300ml
バター …………………………………… 20g
Ⓐ（塩小さじ1と1/2　こしょう少々）

作り方
1. もち麦がゆ、牛乳、バター、Ⓐをミキサーにかける。
2. ①を鍋に移して中弱火にかけ、少しとろみがつくまで煮詰める。ソースの濃度は使う用途に合わせて調整を。

こんな料理に
チキンと根菜のクリームシチュー ……… P75
かにとトロトロ甘ねぎのグラタン ……… P87
簡単なのに本格的な『ラザニア』 ……… P90

カロリー **129kcal**
食物繊維 **1.6g**
＊100gあたり

もち麦マヨネーズ

もち麦のつぶ感を残した食べるマヨネーズ。もち麦のとろみが加わるので卵の量はいつもより少なめにして、さっぱりめのソースにします

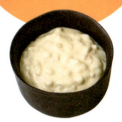

冷蔵3日間保存OK！

材料（300g分）
ゆでもち麦ベース2 ……………………… 120g
卵黄 ……………………………………… 1個
油あれば米油 …………………………… 200ml
酢あれば米酢 …………………………… 10ml
Ⓐ（薄口しょうゆ小さじ1と1/2　塩小さじ1/4　レモン汁小さじ1）

作り方
1. ボウルに卵黄、酢を入れて混ぜ合わせる。
2. ①に油を少しずつ加えながら、さらに混ぜ合わせる。
3. ②にⒶを混ぜ、仕上げにもち麦ベース2を合わせる。

こんな料理に
もち麦エッグベネディクト ……………… P52
りんご入りマカロニサラダ ……………… P61

カロリー **68kcal**
食物繊維 **0.2g**
＊大さじ1あたり

みそ

もち麦とみそを合わせて作る、自家製練りみそ。みそは塩分が少なめなので、ほかの調味料と合わせてもマイルドな味に。隠し味などとしても幅広く使えます。

もち麦肉みそ

甜麺醤にひき肉や野菜を加えた中華風の甘辛みそ。みその中のもち麦と肉みそのつぶつぶ感が、素朴な口あたりを演出します

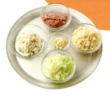

冷蔵1週間保存OK！

材料（320g分）
- ゆでもち麦ベース1 ……………… 50g
- 豚ひき肉 ………………………… 50g
- 長ねぎ …………………………… 70g
- たけのこ（ゆでたもの） ………… 80g
- しょうが ………………………… 5g
- Ⓐ（甜麺醤大さじ3　酒、濃口しょうゆ各大さじ1　山椒小さじ1/4　黒こしょう少々）
- ごま油 ……………………… 小さじ1

作り方
1. 長ねぎ、たけのこ、しょうがはみじん切りにする。
2. フライパンにごま油を熱し、中強火でしょうが、豚ひき肉をパラパラになるまで炒め、もち麦ベース1、Ⓐを加える。
3. 長ねぎ、たけのこを加え、さらに炒め合わせる。

こんな料理に
炒め肉みそのレタス包み ……………… P59

カロリー **131kcal**
食物繊維 **2.0g**
＊100gあたり

もち麦辛味みそ

しょうがの風味と一味唐辛子の辛さがうま味となって全体に広がる、和風の辛味みそ。隠し味のいも焼酎がより味を深めます

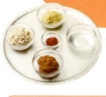

冷蔵1週間保存OK！

材料（210g分）
- ゆでもち麦ベース2 ……………… 100g
- しょうが ………………………… 30g
- いも焼酎 ……………… 大さじ1と1/2
- 信州みそ ………………………… 100g
- Ⓐ（砂糖か三温糖大さじ1と1/2　みりん大さじ1　しょうゆ小さじ1　一味唐辛子小さじ1/2）

作り方
1. しょうがをみじん切りにする。
2. フライパンにしょうがを入れ、中火で香りが出るまで炒める。
3. ②に焼酎、みそを入れて再び火にかける。
4. もち麦ベース2、Ⓐを加え、水分が飛んで煮詰まるまで約5分間練る。

こんな料理に
さばのみそチーズ焼き ……… P97
鶏もも肉辛味みそオーブン焼き ……………………………… P101
鮭ときのこのホイル焼き ……………………………… P106

カロリー **213kcal**
食物繊維 **4.5g**
＊100gあたり

もち麦 琉球豚みそ

沖縄料理にかかせない肉みそですが、濃厚な味わいはどんな料理にも合う万能調味料。麦みそを使って、より香りと甘みを際立たせます

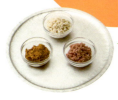
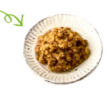

冷蔵1週間保存OK！

材料（300g分）
ゆでもち麦ベース2 ……………… 100g
豚ひき肉 …………………………… 100g
Ⓐ（酒大さじ2　みりん大さじ1）
麦みそ ……………………………… 100g
Ⓑ（砂糖大さじ1と1/2　濃口しょうゆ大さじ1）

作り方
1. 鍋に豚ひき肉を入れ、パラパラになるまで中火で炒める。
2. ❶にⒶを混ぜ、さらにみそを加え混ぜる。
3. ❷にもち麦ベース2、Ⓑを入れ、水分が飛んで煮詰まるまで約5分間練り上げる。

こんな料理に
茄子のごまみそ炒め
…………………… P102

カロリー **221kcal**
食物繊維 **3.4g**
＊100gあたり

もち麦 白みそ

上品な色と甘みの西京みそを使って、甘口の合わせみそに。だしと溶け合うようにしっかりと混ぜ、なめらかな口あたりに仕上げます

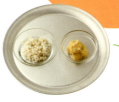
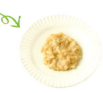

冷蔵1週間保存OK！

材料（90g分）
ゆでもち麦ベース2 ………………… 30g
西京みそ ………………………… 大さじ3
Ⓐ（だし、砂糖あれば三温糖、みりん各小さじ2　酒、しょうゆあれば薄口しょうゆ各小さじ1）

作り方
1. 鍋にもち麦ベース2、西京みそ、Ⓐを入れて混ぜ合わせる。
2. 混ざったら中火にかけ、酒のアルコール分を飛ばす。

こんな料理に
ふろふき大根白みそかけ
…………………… P65

カロリー **232kcal**
食物繊維 **4.7g**
＊100gあたり

もち麦に合う味

山下シェフが日頃、プライベートでよく使う自家製調味料ベスト3です。覚えておくと、使いまわしがきいて重宝するものばかりです。

すじ煮

牛すじ肉をとろとろに煮込み、こんにゃくと合わせる"牛すじこん"。そのままでもおいしいですが、料理に使うと味のアクセントに！

冷蔵3日間保存OK！

材料（300g分）
- 牛すじ肉（下ゆでしたもの） …… 100g
- こんにゃく …………………………… 300g
- Ⓐ（酒、濃口しょうゆ各50ml　みりん30ml　砂糖 あれば三温糖大さじ2と1/2）

作り方
1. 牛すじ肉とこんにゃくを細かく刻む。
2. フライパンに①を入れ、中火でよく焼く。
3. ②にⒶを加え、汁気がなくなるまで炒り煮にする。

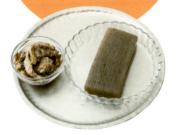

こんな料理に
- 神戸風お好み焼き …………… P89
- 牛すじ入りオムレツ
- 牛すじ茶漬け
（ごはんにかけてお茶漬けに）

カロリー **140kcal**
食物繊維 **2.2g**
＊100gあたり

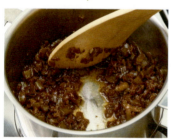

シェフ・テク

[牛すじ肉の下ごしらえ]
1. 牛すじ肉は一度水で洗い流し、汚れなどあれば取り除く。
2. 鍋にたっぷりの水、塩（分量外）を入れ、沸騰したら弱火にして①を入れ、約30分間煮る。
3. ある程度牛すじ肉がやわらかくなったら鍋から取り出し、軽く水洗いをする。
※ゆで汁には肉のうま味が出ているので、カレーやシチュー、おでんなどのベースにするとよい。

[こんにゃくの下ごしらえ]
1. こんにゃくを塩（分量外）でもみ、さっと水洗いして水気を拭く。
2. 鍋に湯を沸かして①を入れ、再び煮立ってから2〜3分間ゆでる。
※煮過ぎるとかたくなって、食感と風味を損なうので注意！

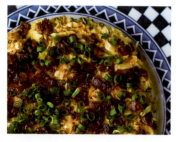

ピリ辛にら肉みそ

にらの香りをきかせた甘めの韓国風合わせみそ。料理に加えると、ほかの調味料なしでも十分においしい。おかゆのトッピングにも好適

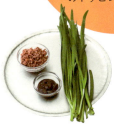

冷蔵2週間保存OK!

材料（430g分）
- 牛ひき肉 …………………………… 100g
- にら ……………………… 2束（約200g）
- Ⓐ（酒大さじ2　本みりん大さじ1と1/2）
- Ⓑ（しょうゆ35ml　砂糖あれば三温糖大さじ2）
- コチュジャン ……………………… 140g

作り方
1. にらは、小口切りにしておく。
2. 深めのフライパンを熱して牛ひき肉を入れ、色が完全に変わってパラパラになるまで中強火で炒める。泡立て器を使うと、パラパラになりやすい。
3. ❷にⒶを入れてアルコール分を飛ばすように炒め、❶を加えて炒め合わせる。
4. にらの水分が出てきたらⒷを加え、水分がなくなってきたら弱めの中火にしてコチュジャンを入れて約10分間練る。

こんな料理に
うどんにのせて簡単ジャジャ麺。おにぎりの具材にも！

カロリー **206kcal**
食物繊維 **1.3g**
＊100gあたり

ポン酢しょうゆ

いつでも手軽に作れるよう、グレープフルーツの果汁を使った自家製のポン酢です。フレッシュでさわやかな香りが格別です

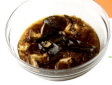

冷蔵1週間保存OK!

材料（380g分）
- グレープフルーツの果汁
  ……………………… 200ml（約1個分）
- 干ししいたけ ……………… 3枚（約16g）
- 昆布 ……………………………… 5×14cm
- けずり節 …………………………… 5g
- Ⓐ（濃口しょうゆ、米酢各100ml　砂糖あれば三温糖10g）

作り方
1. しいたけは石づきを取り、小さくさく。
2. 鍋に❶、グレープフルーツの果汁、昆布、けずり節、Ⓐを入れる。
3. 中火でひと煮立ちさせ、そのまま冷蔵庫でひと晩寝かせる。
4. 使うときに、こし器でこす。

こんな料理に
大根とささ身のさっぱりあえ
………………………… P63

カロリー **72kcal**
食物繊維 **2.1g**
＊100gあたり

Chapter 3
もち麦で腸活！朝ごはん

朝ごはんは体や脳の働きを活発にし、1日の活力源となる大切な食事。朝ごはんにもち麦を加えると、腹もちのよさが夕方まで続くので、間食やお昼のドカ食いが防げ、腸内環境も整えてお腹はすっきり。結果、ダイエットにつながります！

材料(2人分)
- 大根 …………………………… 100g
- 春菊 …………………………… 25g

■ドレッシング
- **ゆでもち麦ベース2** …………… 40g
- 明太子 ………………………… 25g
- ❹（油あればアマニ油か米油、りんご酢各大さじ1　しょうゆあれば薄口しょうゆ、レモン汁各小さじ1　砂糖小さじ1/2　塩小さじ1/4　黒こしょう少々）

作り方
1. ドレッシングを作る。明太子は皮を除き、身を取り出す。
2. もち麦ベース2、❶、❹を合わせる。
3. 大根を包丁かスライサーなどで、細切りにする。春菊はざく切りにする。
4. 器に❸を盛り合わせ、❷をかける。

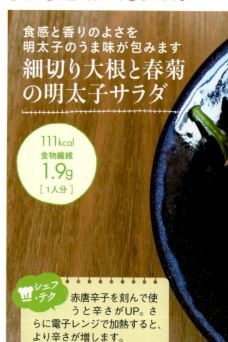

食感と香りのよさを明太子のうま味が包みます
細切り大根と春菊の明太子サラダ

111kcal
食物繊維 1.9g
[1人分]

シェフ・テク　赤唐辛子を刻んで使うと辛さがUP。さらに電子レンジで加熱すると、より辛さが増します。

郵便はがき

105-0003

切手をお貼りください

(受取人)
**東京都港区西新橋 2-23-1
3 東洋海事ビル**

(株)アスコム

お腹いっぱい食べても、しっかりやせる！
糖質制限、必要なし！

もち麦ダイエットレシピ

読者　係

本書をお買いあげ頂き、誠にありがとうございました。お手数ですが、今後の出版の参考のため各項目にご記入のうえ、弊社までご返送ください。

お名前	男・女	才
ご住所　〒		
Tel	E-mail	
この本の満足度は何％ですか？		％

今後、著者や新刊に関する情報、新企画へのアンケート、セミナーのご案内などを
郵送またはeメールにて送付させていただいてもよろしいでしょうか？
　　　　　　　　　　　　　　　　　　　　　　　□はい　　□いいえ

返送いただいた方の中から**抽選で5名**の方に
図書カード5000円分をプレゼントさせていただきます。

当選の発表はプレゼント商品の発送をもって代えさせていただきます。
※ご記入いただいた個人情報はプレゼントの発送以外に利用することはありません。
※本書へのご意見・ご感想に関しては、本書の広告などに文面を掲載させていただく場合がございます。

●本書へのご意見・ご感想をお聞かせください。

ご協力ありがとうございました。

クレソンの苦味とドレッシングの辛味が決め手
トマトとクレソンのスパイシーサラダ

108kcal
食物繊維
3g
［1人分］

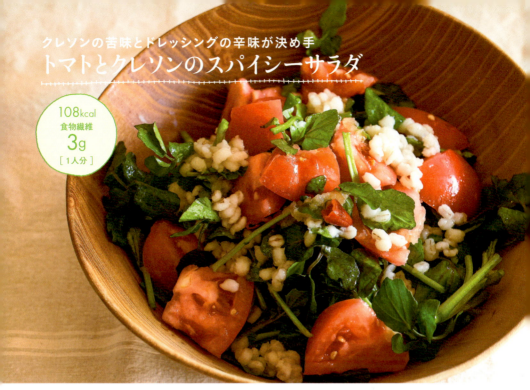

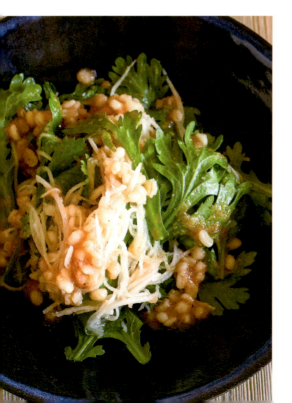

材料(2人分)

トマト …………………… 1個（約140g）
クレソン ………………………… 100g

■スパイシードレッシング
ゆでもち麦ベース2 ……………… 30g
赤唐辛子 ………………………… 1〜2本
おろし玉ねぎ ………………… 大さじ1
A（油あれば米油大さじ1　酢あれば米酢大さじ1と1/2　しょうゆあれば薄口しょうゆ、砂糖あれば三温糖各小さじ1　塩小さじ1/4　こしょう少々）

作り方

❶ トマトは適当な大きさに切り、クレソンはちぎっておく。
❷ ドレッシングを作る。耐熱容器に赤唐辛子、水大さじ1（分量外）を入れ、電子レンジで約1分間加熱する。
❸ ❷の赤唐辛子、おろし玉ねぎ、Ⓐ、もち麦ベース2を混ぜ合わせる。
❹ 器に❶を盛り、❸をかける。

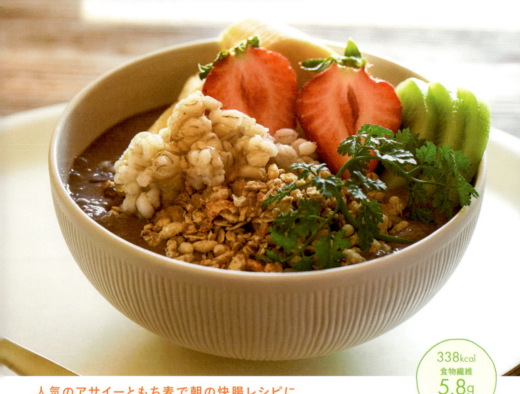

338kcal
食物繊維 5.8g
[1人分]

人気のアサイーともち麦で朝の快腸レシピに
もち麦のアサイーボウル風

材料(1人分)

■アサイースムージー
- ゆでもち麦ベース2 …………… 30g
- プレーンヨーグルト …………… 100g
- アサイー(冷凍) ………………… 100g
- バナナ …………………………… 70g

■トッピング用
- ゆでもち麦ベース2 …………… 10g
- グラノーラ ……………………… 10g
- バナナ …………………………… 1/2本
- キウイフルーツ ………………… 適量
- いちご …………………………… 1個
- はちみつ ………………………… 適量
- あればセルフィーユ …………… 適量

作り方

① アサイー、ヨーグルト、もち麦ベース2、バナナをミキサーにかけ、スムージーを作る。
② バナナ、いちご、キウイフルーツは食べやすく切る。
③ 器に①を入れ、②、グラノーラ、もち麦ベース2をのせて、はちみつをかける。あればセルフィーユを添える。

 青江先生のもち麦アドバイス

朝食に穀物を食べると、生活習慣病を防いで腸の調子が整うことが報告されています。さらに野菜と果物でビタミンとミネラルを摂れば、パーフェクトな朝食です。

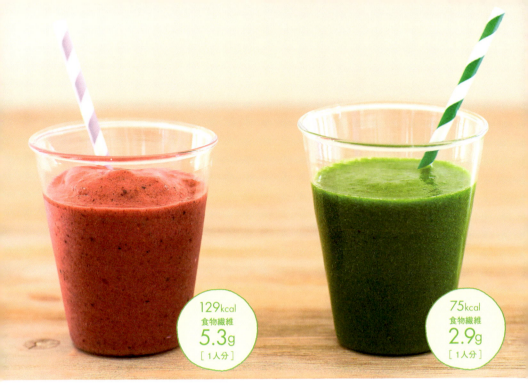

食物繊維豊富なフルーツでお腹すっきり
フルーツスムージー

129kcal 食物繊維 5.3g [1人分]

材料(2人分)
もち麦がゆ (冷凍) ……… 3キューブ
バナナ ……………… 1/2本 (約60g)
りんご ………………………… 40g
ミックスベリー (冷凍) ……… 100g
Ⓐ (水50ml　はちみつ大さじ1/2)

作り方
❶ バナナ、りんごはざく切りにする。
❷ ❶、もち麦がゆ、ミックスベリー、Ⓐをミキサーにかける。

小松菜の食物繊維や酵素を効率よく摂取
グリーンスムージー

75kcal 食物繊維 2.9g [1人分]

材料(2人分)
もち麦がゆ (冷凍) ……… 3キューブ
小松菜 ……………………… 120g
りんご ………………………… 75g
Ⓐ (はちみつ小さじ1と1/2　レモン汁小さじ1/2　水75ml)

作り方
❶ 小松菜、りんごはざく切りにする。
❷ ❶、もち麦がゆ、Ⓐをミキサーにかける。

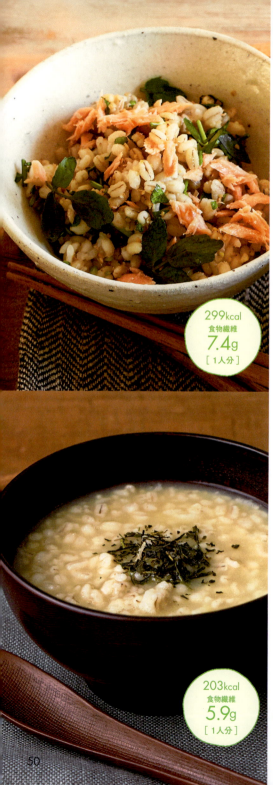

忙しい朝に最適なヘルシーごはん
鮭とクレソンのスピード混ぜごはん

材料(2人分)
黄金レシピ …………………………… 320g
さけフレーク …………………………… 30g
クレソン ………………………………… 20g
Ⓐ(すりごま大さじ2 だししょうゆ小さじ1 わさび小さじ1/2)

作り方
① クレソンをざく切りにする。
② ボウルに黄金レシピ、さけフレーク、①、Ⓐを入れ、よく混ぜ合わせる。

299kcal 食物繊維 7.4g [1人分]

緑茶の香りで体をリフレッシュ!
京風『茶がゆ』

材料(1人分)
黄金レシピ …………………………… 150g
緑茶 ……………………………………… 10gと少々
水 ………………………………………… 400ml
塩 ………………………………………… 小さじ1/4

作り方
① 緑茶の茶葉10gをお茶パックに入れる。
② 鍋に水と①を入れ、沸騰したら黄金レシピ、塩を加える。
③ ②を器に盛り、緑茶をあしらう。

203kcal 食物繊維 5.9g [1人分]

シェフ・テク 緑茶を好みでほうじ茶、番茶にかえてもOKです。

定番のみそ＋もち麦で食べごたえUP
もち麦とわかめのみそ汁

材料(2人分)
ゆでもち麦ベース1	60g
わかめ（戻したもの）	45g
青ねぎ	適量
だし	400ml
酒	小さじ1
みそ	大さじ1と1/2

作り方
① わかめはざく切り、青ねぎは小口切りにする。
② 鍋にだしを入れて中火にかけ、軽く煮立ったら酒、①のわかめ、もち麦ベース1を加える。
③ 再び煮立ったらみそを溶き入れ、火を止める。
④ ③を器に注ぎ入れ、青ねぎを散らす。

75kcal 食物繊維 2.9g [1人分]

生で食べられる野菜を具に超時短化！
トマトとレタスの赤だし

材料(2人分)
ゆでもち麦ベース1	60g
プチトマト（赤・黄色）	各4個
レタス	100g
だし	400ml
A（濃口しょうゆ小さじ1　砂糖あれば三温糖小さじ1/2）	
八丁みそ	大さじ1と1/2
あれば木の芽	少々

作り方
① 鍋にだし、もち麦ベース1、Aを入れて混ぜ、中火で軽く煮立てる。
② ①に、ヘタを取ったトマトとちぎったレタスを入れる。
③ 再び煮立ったら、みそを溶き入れる。
④ ③を器に注ぎ入れ、あれば木の芽をあしらう。

84.4kcal 食物繊維 2.9g [1人分]

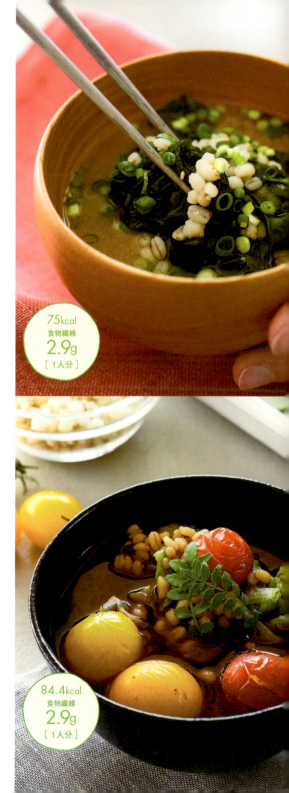

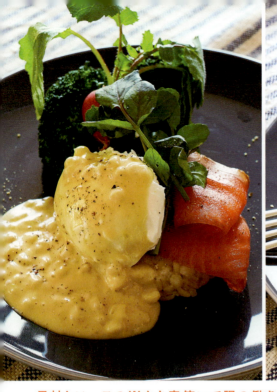
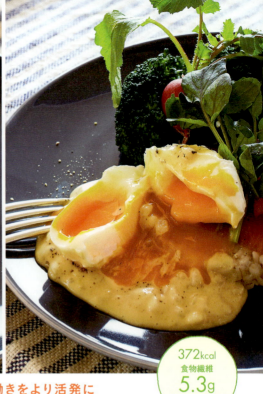

372kcal
食物繊維
5.3g
[1人分]

具材とソースのWもち麦使いで腸の働きをより活発に
もち麦エッグベネディクト

材料(1人分)
黄金レシピ	100g
卵	1個
スモークサーモン	2枚
クレソン	適量
ラディッシュ	適量
ブロッコリー	適量
黒こしょう	適量

■ソース(4人用)
もち麦マヨネーズ	80g ※P41参照
牛乳	大さじ1/2
わさび	小さじ1
濃口しょうゆ	小さじ1/2
塩	ひとつまみ

作り方
① 鍋に湯を沸かし、塩と酢適量(分量外)を入れたところに卵を落とし、ポーチドエッグにする。
② ブロッコリーは小房に分け、塩(分量外)を加えた熱湯でゆでておく。
③ ソースの材料を混ぜ合わせる。
④ 黄金レシピをファスナーつき保存袋に入れて口を閉じ、麺棒などで粒感が少し残る程度までたたいてつぶす。
⑤ 皿にセルクル型をのせて④を詰め、型抜きする。
⑥ ⑤にサーモン、①、クレソン、ラディッシュ、②をのせ、③、黒こしょうをかける。

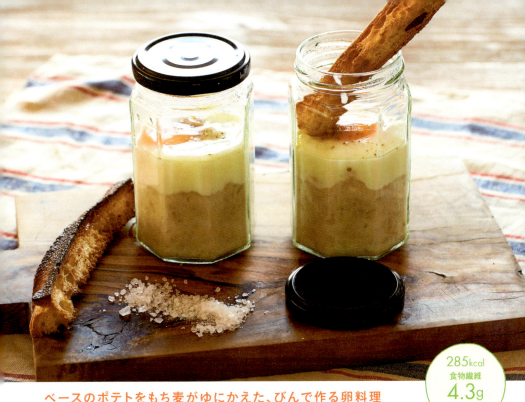

285kcal
食物繊維
4.3g
[1人分]

ベースのポテトをもち麦がゆにかえた、びんで作る卵料理
NYスタイル もち麦エッグスラット

材料(2人分)
- もち麦がゆ ……………………… 280g
- A(牛乳、バター各大さじ1　塩小さじ1/2)
- 卵 ………………………………… 2個
- バゲット ………………………… 適量
- 塩 ………………………………… 適量

作り方
1. ボウルにもち麦がゆ、Aを入れ、混ぜる。
2. 耐熱の清潔なびんに1を半量入れ、卵1個を割り入れる。残りも同様に。
3. ふたを軽く閉めて鍋に置き、びんの8分目程度まで湯を注ぎ、中火で約12分間ゆでる。
4. 3に細く切ってトーストしたバゲット、塩を添える。

シェフ・テク　びんのふたをきつく閉めると、膨張して、破裂することもあるので、必ずふたはゆるめに閉めてください。

もち麦でお手軽

青江先生おすすめ！

基本は3つの要素をプラス

もち麦
［食物繊維 糖質］

＋

肉・魚介 大豆製品
［たんぱく質］

＋

野菜・海藻
［ビタミン ミネラル ＋ 食物繊維］

＋じゃこ・おろし

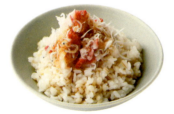

材料（1人分）
もち麦ごはん150g　大根80g　ちりめんじゃこ大さじ2　梅干し1個　ぽん酢しょうゆ適量

作り方
① 大根をすりおろして水気を軽くしぼり、種を除いてちぎった梅干し、ちりめんじゃこを混ぜる。
② 器にもち麦ごはんを盛り、①をのせてぽん酢しょうゆをかける。

＋豆腐・ひじき

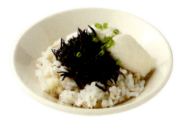

材料（1人分）
もち麦ごはん150g　絹ごし豆腐50g　ひじき（乾燥）小さじ2　万能ねぎ、めんつゆ各適量

作り方
① 耐熱容器にひじきを入れ、熱湯を注いでラップをして約8分間おいて戻す。
② 器にもち麦ごはんを盛り、水気をきった①と豆腐、刻んだ万能ねぎをのせ、めんつゆをかける。
※ひじきが長い場合は、戻してから食べやすい長さに切る。

のっけごはん

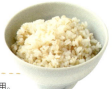

＊写真のもち麦ごはんは3割炊きを使用。

　食事の支度が面倒なときや食欲がないときは、単品や主食だけの食生活になりがち。そうなると腸の活動が鈍くなり、便秘や肥満の一因になってしまいます。

　どんなときでもたっぷりの食物繊維、ビタミンやミネラル、太りにくい体をつくるたんぱく質をバランスよく摂ることが大切です。

　そこでおすすめなのが、食物繊維豊富なもち麦ごはんに、身近にある食材を合わせるだけののっけごはん。ごはんをしっかり噛むことで、少量でも満腹感は高くなります。

＋鶏肉・ほうれん草

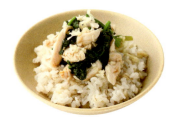

材料(1人分)
もち麦ごはん 150g　ささみ1本　酒小さじ2　ほうれん草 30g　Ⓐ（しょうゆ、みりん各小さじ1　みそ小さじ1/2）

作り方
① ささみと酒を耐熱容器に入れ、ラップをかけて電子レンジで約1分間加熱し、食べやすくさく。
② ほうれん草はラップで包み、電子レンジで約30秒間加熱し、水で冷ましてざく切りにする。
③ ①、②、Ⓐを混ぜ、もち麦ごはんにのせる。

＋納豆・めかぶ

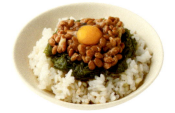

材料(1人分)
もち麦ごはん 150g　めかぶ（無味）、納豆各1パック　添付のたれ各1袋　あればうずらの卵1個

作り方
① めかぶと納豆は、それぞれ添付のたれを合わせておく。
② 器にもち麦ごはんを盛り、①、あればうずらの卵黄ものせる。
※めかぶと納豆にたれがついていない場合は、しょうゆやめんつゆ適量を合わせる。

もち麦で
たっぷり食べたい！
サラダとあえもの

Chapter 4

フレッシュな野菜＋つぶつぶ食感のもち麦で、ひと品でも十分の満腹感に。
さらにもち麦のたっぷりの食物繊維やビタミン B_1 で腸内環境を整えて、
お腹をすっきりさせながら、ダイエットと美肌にも効果を発揮します！

183kcal
食物繊維
2.8g
［1人分］

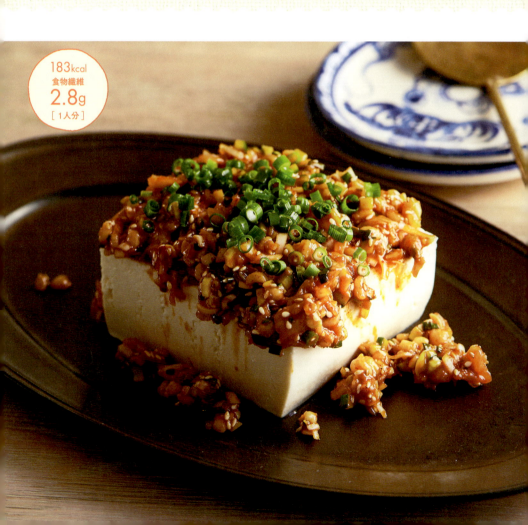

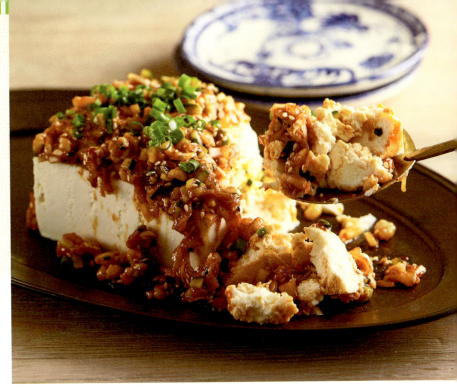

もち麦をお肉に見立てたヘルシー料理
もち麦ひき肉風キムチサラダ

材料(2人分)

ゆでもち麦ベース2	30g
木綿豆腐	1丁
白菜キムチ	50g
長ねぎ(白い部分)	25g
きゅうり	20g
Ⓐ(コチュジャン大さじ1　白ごま小さじ2　ごま油、濃口しょうゆ各小さじ1)	
青ねぎの小口切り	大さじ1

作り方

① 豆腐は水きりしておく。
② 白菜キムチを細かく刻み、きゅうりは細切り、長ねぎはみじん切りにする。
③ ボウルにもち麦ベース2、②、Ⓐを入れて混ぜ合わせる。
④ 皿に①をのせ③をかけ、青ねぎを散らす。

 青江先生のもち麦アドバイス

穀物に不足するアミノ酸(リシン)は、大豆たんぱく質と組み合わせることで完全食に！　毎日の元気を維持するためには、ビタミンB_1、B_2、ナイアシンを野菜から摂りましょう。

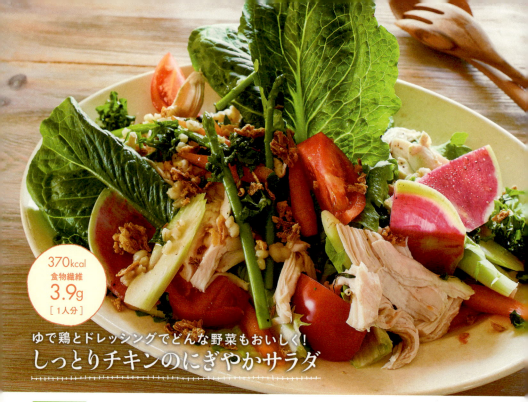

370kcal
食物繊維 3.9g
[1人分]

ゆで鶏とドレッシングでどんな野菜もおいしく！
しっとりチキンのにぎやかサラダ

材料(2人分)
- 鶏胸肉 …………………………… 200g
- Ⓐ（セロリ1/4本　しょうが1かけ　にんにく2かけ　玉ねぎの皮1個分　パセリの軸1本分　昆布3×3cm　酒大さじ1　塩少々）
- セロリ …………………………… 25g
- パセリ …………………………… 1束
- ロメインレタス ………………… 150g
- 赤かぶ …………………………… 40g
- にんじん ………………………… 20g
- ミニアスパラガス ……………… 5本
- トマト …………………………… 1個

■ドレッシング
- ゆでもち麦ベース2 ……………… 30g
- Ⓑ（鶏のゆで汁、オリーブ油各大さじ2　しょうゆあれば薄口しょうゆ、酢あれば米酢各大さじ1　砂糖あれば三温糖小さじ1　レモン汁小さじ1/2　塩ひとつまみ）

- フライドオニオン ……………… 5g

作り方
1. 鍋に水1500ml（分量外）、Ⓐを入れ、沸騰したら火を止める。
2. ①にコップ約1/2杯の水（分量外）を加えて少し温度を下げ、鶏肉を入れてふたをして約15分間おき、鶏肉の中心まで熱を通す。ゆで汁は使うので取っておく。
3. ②の鶏肉は、手で食べやすくほぐす。
4. レタスは手でちぎり、トマトはくし形切りにする。他の野菜は食べやすい大きさに切る。
5. ドレッシングを作る。もち麦ベース2、Ⓑを混ぜ合わせる。
6. 器に③、④を盛り合わせ、⑤をかけてフライドオニオンを散らす。

シェフ・テク　具を細かくすると、それぞれのもち味がなくなっておいしさが半減。大きいとよく噛むので、味わいも満腹感も高まります。

心地よい食感の甘辛い肉みそを生野菜とともに
肉みそのレタス包み

材料（作りやすい分量）
もち麦肉みそ ……………… 適量 ※P42参照

レタス ……………………………………… 適量
きゅうり …………………………………… 適量
ラディッシュ ……………………………… 適量
あれば糸唐辛子 …………………………… 適量

作り方
① レタスは1枚ずつはがし、きゅうりはスティック状に切り、ラディッシュは輪切りにする。
② レタスの葉にもち麦肉みそをのせ、きゅうりとラディッシュを添える。仕上げにあれば糸唐辛子を散らす。

86kcal
食物繊維 1.7g
［1人分］

＊肉みそを1人約50gつける場合

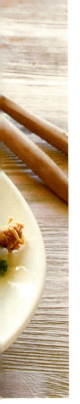
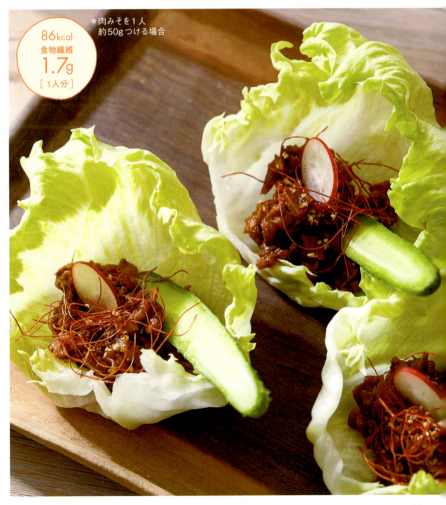

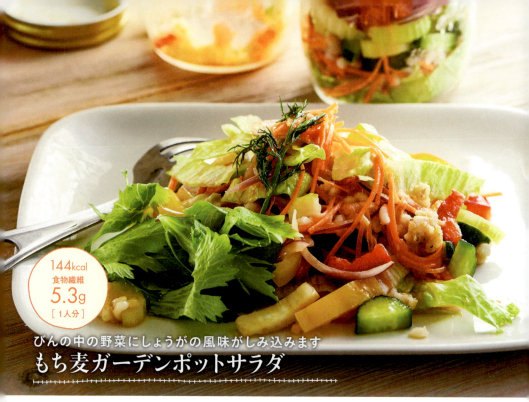

144kcal
食物繊維
5.3g
[1人分]

びんの中の野菜にしょうがの風味がしみ込みます
もち麦ガーデンポットサラダ

材料(1びん,1人分)
ゆでもち麦ベース2	40g
紫玉ねぎ	40g
セロリ(葉ごと)	30g
トマト	30g
パプリカ(赤・黄色)	各30g
にんじん	20g
きゅうり	15g
レタス	15g
ディル	2束

■ジンジャードレッシング(びん2本分)
しょうが ……………… 大さじ1/2分
にんにく ……… 1かけ(小さじ1/2分)
Ⓐ(水大さじ1 油あれば米油小さじ2 濃口しょうゆ小さじ2 酢あれば米酢小さじ1 黒こしょう少々 塩ひとつまみ)

作り方
❶ ドレッシングを作る。しょうがとにんにくをおろし、Ⓐを合わせる。
❷ 野菜はよく洗って、水気をしっかりと拭いておく。レタスは1cm幅に切り、にんじんは細切り、きゅうりは半月切り、セロリの茎は小口切り、セロリの葉はざく切り、紫玉ねぎは薄切り、トマト、パプリカは1cm角に切る。
❸ びんに❶の半量を入れ、さらにレタス、にんじん、もち麦ベース2 20g、きゅうり、セロリの茎、紫玉ねぎ、トマト、黄色パプリカ、ディル、赤パプリカ、残りのもち麦20g、セロリの葉の順に詰め、❶の残りをまわし入れる。
❹ そのまま冷蔵庫に約2時間入れて味をなじませ、皿に取り出して食べる。

シェフ・テク ポットサラダは、野菜に味がしみたら当日中に食べきりましょう。ポットサラダの中で細菌が繁殖しないよう、必ず清潔なびんを使ってください。

りんごを皮ごと使い、皮と果肉の間のペクチンも摂取！
りんご入りマカロニサラダ

材料(2人分)
もち麦マヨネーズ … 50g ※P41参照
マカロニ(乾燥) …………………… 40g
にんじん …………………………… 10g
ハム ………………………… 2枚(30g)
りんご(皮つき) ………………… 130g
きゅうり …………………………… 30g
Ⓐ (りんご酢小さじ1　塩ひとつまみ
　こしょう少々)
パセリのみじん切り ……………… 少々

作り方
① 熱湯に塩適量(分量外)を加え、マカロニを指定の時間より長めにゆでる。水気をきって粗熱をとる。
② ハム、にんじんは細切り、きゅうりは輪切り、りんごは芯を除いて皮ごといちょう切りにする。
③ ボウルに①、②、Ⓐを合わせ、もち麦マヨネーズであえ、パセリを散らす。

274kcal
食物繊維 2.1g
[1人分]

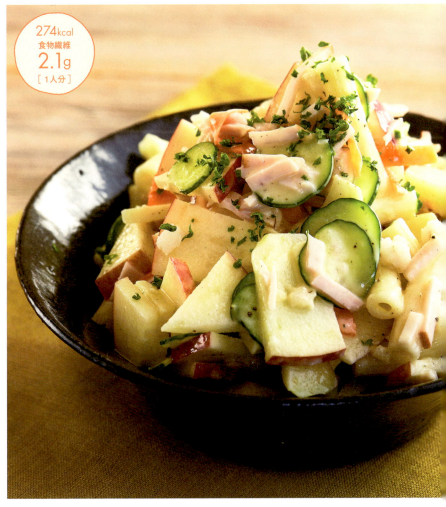

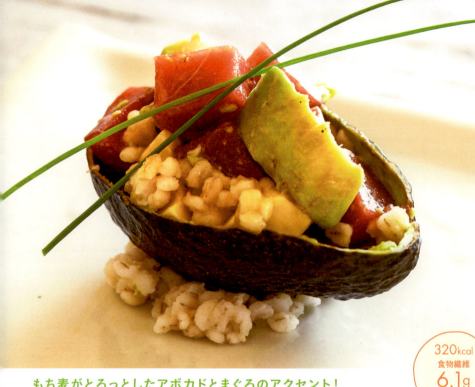

320kcal
食物繊維
6.1g
［1人分］

もち麦がとろっとしたアボカドとまぐろのアクセント！
まぐろセビーチェ風アボカドボートサラダ

材料（2人分）
ゆでもち麦ベース2 ……………… 20g
まぐろ（刺身用）………………… 80g
アボカド ……………………………… 1個

■ドレッシング
ゆでもち麦ベース2 ……………… 20g
Ⓐ（オリーブ油大さじ1　濃口しょうゆ、レモン汁、砂糖あれば三温糖各小さじ1　黒こしょう少々）

作り方
① ドレッシングを作る。もち麦ベース2、Ⓐを混ぜ合わせる。
② まぐろは、食べやすい大きさのサイコロ状に切る。
③ アボカドは種を除いてスプーンで中身をくり抜き、まぐろと同じ大きさに切る。
④ ボウルに②、③を入れ、①であえる。
⑤ 器にもち麦ベース2をしき、④をのせる。器のかわりに、アボカド皮に盛ってもよい。

　青江先生のもち麦アドバイス
美肌をキープするには、必須脂肪酸の摂取が大事です。まぐろとアボカドのベストコンビから、良質の脂肪酸がしっかりと摂れます。

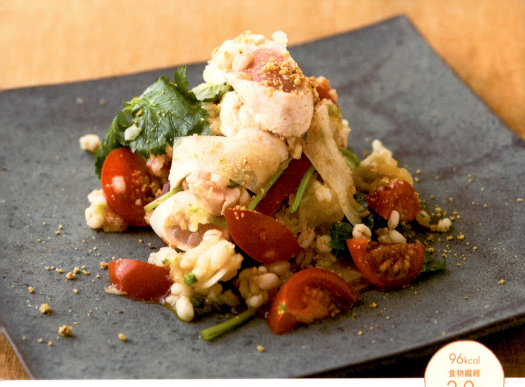

96kcal 食物繊維 2.0g ［1人分］

和の香り野菜と梅干しでささみをさっぱりと
大根とささみのさっぱりあえ

材料(2人分)

- ゆでもち麦ベース2 ……………… 30g
- ささみ ……………………… 1本(約80g)
- 大根 …………………………………… 60g
- 三つ葉 …………………………………… 5g
- 青じそ …………………………………… 2枚
- ミニトマト ……………………………… 2個
- 梅干し …………………………………… 1個
- ポン酢しょうゆ
  ……………………… 大さじ1 ※P45参照
- 白すりごま …………………………… 適量

作り方

1. 大根は半量を鬼おろしなどで粗めにおろし、残りは薄切りにする。三つ葉はざく切り、青じそは細切りにする。
2. 梅干しは種を除いて包丁で細かくたたく。
3. 鍋に水と酒各適量(分量外)を入れて沸騰させ、ささみを約30秒間ゆでる。冷水にとって冷まし、水気を拭いてひと口大に切る。
4. ボウルに❶、❷、❸、ポン酢しょうゆを入れ、全体を合わせる。
5. 器に❹、くし形切りにしたミニトマトを盛り合わせ、すりごまをふる。

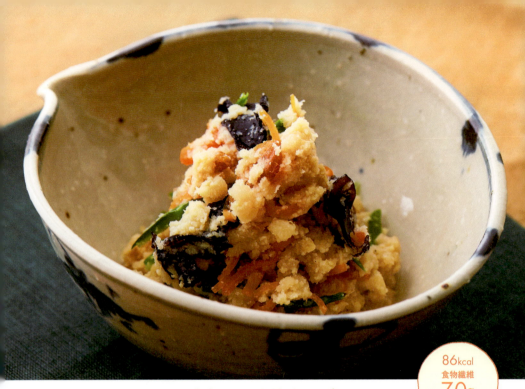

86kcal
食物繊維
7.0g
[1人分]

整腸効果抜群の食物繊維豊富な2大食材がコラボ！
もち麦干し海老おから

材料（4人分）
ゆでもち麦ベース1	50g
おから	100g
にんじん	20g
絹さや	2枚
きくらげ	25g（5個）
干しえび	10g
だし	300ml

Ⓐ（酒、しょうゆあれば薄口しょうゆ、みりん、砂糖あれば三温糖各大さじ1）

作り方
① にんじん、絹さやは細切り、きくらげは食べやすい大きさに切る。
② 鍋にだし、干しえびを入れて中火にかけ、煮立ったらⒶ、にんじん、きくらげを加える。
③ ②にもち麦ベース1、おからを加えて約10〜15分間煮る。
④ 煮上がる直前に、絹さやを加える。

 青江先生のもち麦アドバイス

大豆やきのこ類は不溶性食物繊維の宝庫です。これに水溶性と不溶性の食物繊維を併せ持つもち麦を組み合わせると、食物繊維は抜群のバランスに！

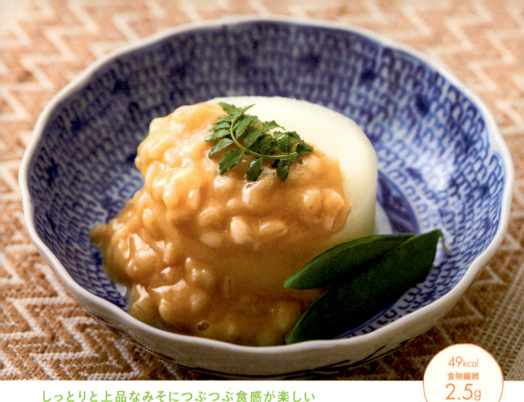

49kcal 食物繊維 2.5g [1人分]

しっとりと上品なみそにつぶつぶ食感が楽しい
ふろふき大根白みそかけ

材料(2人分)
もち麦白みそ ……… 20g　※P43参照
大根 ………………………………… 260g
Ⓐ (昆布5×5cm　米大さじ1　塩ひとつまみ)
絹さや …………………………………… 4枚
あれば木の芽 ………………………… 少々

作り方
❶ 大根は皮をむいて2等分の厚さの輪切りにし、面取りをして表面に切れ目を入れる。
❷ 鍋に大根がかぶるくらいの水(分量外)を注ぎ、Ⓐを入れる。❶を入れて、中弱火で約1時間煮る。
❸ ❷を器に入れ、もち麦白みそをかける。彩りにゆでた絹さや、あれば木の芽を添える。

シェフ・テク
米を入れて煮ると、大根の煮上がりが白くなります。また切れ目を入れると、煮る時間が早まり、味がよくしみ込みます。大根以外にこんにゃくや温野菜でもおいしい!

ランチにもおすすめ！

もち麦パーフェ

食物繊維たっぷりの
混ぜごはんをベースに！

　もち麦ごはんをおにぎりにしておくと、いつでも手軽に食べられるので、結果として食物繊維をより多く摂取でき、忙しい朝やランチなどにぴったり。とくに冷めた状態のもち麦は少しかたくなっているので、よく噛みしめることで少量でも満腹感が得られます。

　おにぎりにするごはんのポイントは、もち麦ごはんで食物繊維と糖質、肉や魚、豆類でたんぱく質、野菜や海藻でビタミンやミネラルなどが摂れる混ぜごはんにすること。食べるだけで、いろいろな栄養を体内に取り込めます。

　もち麦を加えた混ぜごはんは崩れやすいので、ラップにのせてしっかりまとめてから、形を整えていきます。

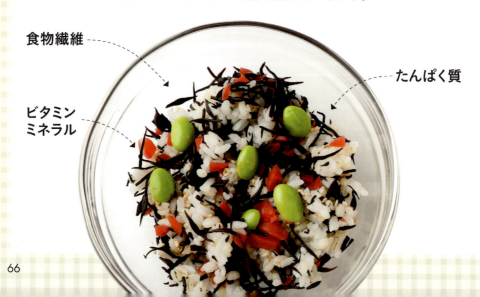

食物繊維 / たんぱく質 / ビタミンミネラル

クトおにぎり

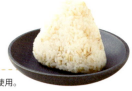

＊写真のもち麦ごはんは3割炊きを使用。

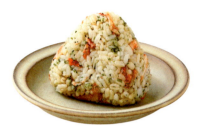

桜えび青のり

材料（1人分）
もち麦ごはん100g　桜えび大さじ2　青のり小さじ1　しょうゆ小さじ1

作り方
1. もち麦ごはんに、桜えび、青のり、しょうゆを加えて混ぜ合わせる。桜えびは大きければ、やや大きめに刻む。
2. ①をラップにのせ、ぎゅっとにぎる。

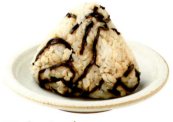

塩昆布そぼろ

材料（1人分）
もち麦ごはん100g　鶏ひき肉30g　Ⓐ（酒小さじ1　塩少々）　塩昆布5g

作り方
1. 耐熱容器にひき肉、Ⓐを入れて混ぜ、電子レンジで約1分間加熱してほぐす。
2. もち麦ごはん、塩昆布、①を混ぜ合わせ、ラップにのせてにぎる。

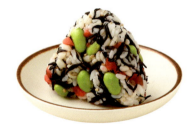

枝豆梅ひじき

材料（1人分）
もち麦ごはん100g　枝豆（さやつき、ゆでたもの）40g　ひじき（乾燥）小さじ1　かりかり梅大1個　ごま少々

作り方
1. 枝豆をさやから取り出し、梅干しは細かく刻む。
2. ひじきはボウルに入れ、たっぷりの熱湯を注いでラップをかぶせ、約8分間おいて水気をきる。
3. もち麦ごはん、①、②、ごまを混ぜ合わせ、ラップにのせてにぎる。

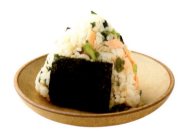

さけ小松菜

材料（1人分）
もち麦ごはん100g　塩さけ1/2切れ　小松菜20g　塩少々　のり適量

作り方
1. 塩さけは焼いてほぐす。
2. 小松菜は粗みじんに切って、塩もみして水気をしぼる。
3. もち麦ごはん、①、②を混ぜ合わせ、ラップにのせてにぎってのりを巻く。

Chapter 5

腸をやさしく整える もち麦スープ

もち麦の栄養は熱を加えても、ほとんど変わることがありません。さらに煮たりゆでたりすると、粒感はそのまま残しながら、独特のとろみが出てきて、とてもマイルドな口あたりに。このとろみをスープに活かすと、濃厚な食べる感覚が楽しめます。

もっちりとした食感で
スープをより濃厚に
コーンポタージュ

材料(2人分)(1人分150ml)
もち麦がゆ …………………… 100g
玉ねぎ …………………… 25g(約1/4個)
コーンの缶詰(クリームタイプ)
…………………………………… 190g
バター …………………………… 10g
牛乳 …………………………… 200ml
Ⓐ(塩ふたつまみ　こしょう小さじ1/2)
あればバゲットやガーリックトースト、好みのハーブ適量

作り方
❶ 玉ねぎをみじん切りにする。
❷ 鍋にバターを入れて❶を中火で炒め、Ⓐ、もち麦がゆを加えて炒め合わせる。
❸ ❷にコーン、牛乳を加えてよく混ぜる。
❹ 器に注ぎ、好みでバゲットやガーリックトースト、好みのハーブを添える。

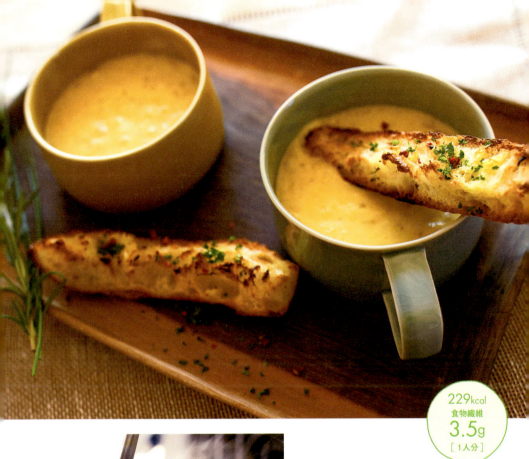

229kcal
食物繊維
3.5g
［1人分］

シェフ・テク

具をよく炒め、うま味を引き出してから調味。全体にとろみが出てきたら、火を止めます。

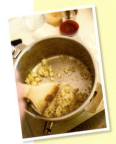
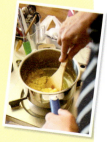

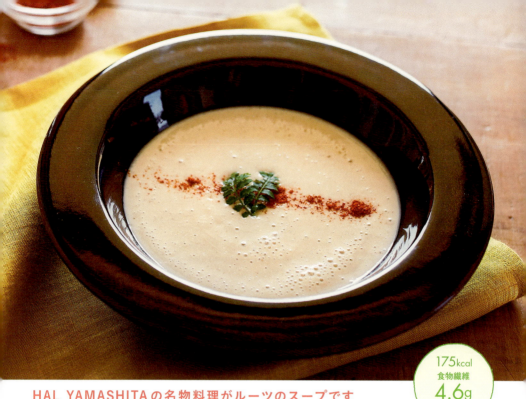

175kcal
食物繊維
4.6g
[1人分]

HAL YAMASHITAの名物料理がルーツのスープです
椎茸ともち麦のポタージュ

材料(2人分)

もち麦がゆ ················· 100g
干ししいたけ(戻したもの) ········ 80g
しいたけの戻し汁 ············ 50ml
だし ···················· 50ml
A (しょうゆあれば薄口しょうゆ、みりん各小さじ1　塩ふたつまみ　砂糖あれば三温糖大さじ1/4)
牛乳 ··················· 300ml
あれば木の芽、チリパウダー … 各少々

作り方

① 鍋にだし、しいたけの戻し汁、Aを入れ中火にかける。
② しいたけの軸を取って薄切りにし、①に加える。
③ ②にもち麦がゆ、牛乳を合わせ、ミキサーにかけ、なめらかにする。
④ ③を鍋に移して中火で温める。
⑤ ④を皿に注いで、あれば木の芽、チリパウダーをあしらう。

 青江先生のもち麦アドバイス

食物繊維が豊富なしいたけ+もち麦のW効果で、整腸作用はパワーアップします。

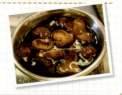

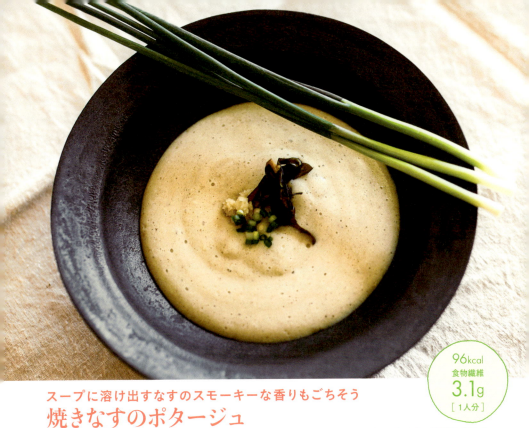

96kcal
食物繊維
3.1g
［1人分］

スープに溶け出すなすのスモーキーな香りもごちそう
焼きなすのポタージュ

材料(2人分)
- もち麦がゆ …… 60g
- なす（焼きなすにする） …… 3本（約180g）
- 豆乳 …… 200ml
- だし …… 5ml
- A（しょうゆあれば薄口しょうゆ小さじ1　グラニュー糖小さじ1/3　塩小さじ1/4　こしょう少々）
- おろししょうが、焼きなすの皮（トッピング用）、あれば万能ねぎ …… 各少々

作り方
1. なすはヘタをつけたままガクだけ切り、竹串で穴をあける。焼き網にのせ、火に面している部分が焦げてきたら少しずつ回転させて、全体の皮が黒くなるまで焼く。
2. ①のなすが熱いうちに皮をむき、ヘタを切り落とす。
3. ②、もち麦がゆ、豆乳、だし、Aをミキサーにかけ、なめらかにする。
4. ③を鍋に移し替え、火にかけ少し煮立たせる。
5. ④を皿に注ぎ、しょうが、焼きなすの皮をのせ、あれば万能ねぎを添える。

> **シェフ・テク**
> 焼きなすは熱いので、やけどしないように注意しましょう。竹串で皮を浮かせながらむくと、スムーズ。魚焼きグリルやオーブントースターで焼いてもOKです。

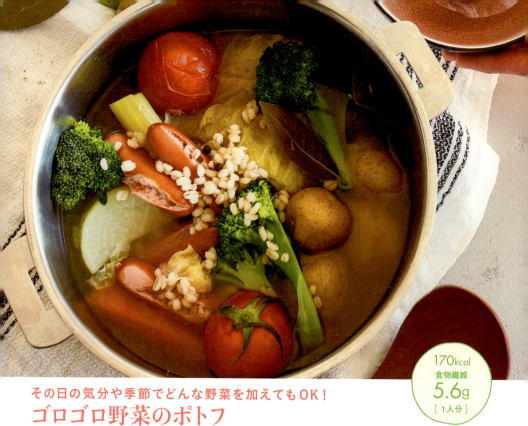

170kcal
食物繊維
5.6g
[1人分]

その日の気分や季節でどんな野菜を加えてもOK！
ゴロゴロ野菜のポトフ

材料(4人分)
ゆでもち麦ベース1 ……………… 100g
キャベツ ……… 約300g（約1/4個分）
大根（皮つき） ……………………… 200g
じゃがいも（皮つき）
…………………………… 160g（小4個）
にんじん ……………………………… 120g
セロリ ……………………… 70g（1本分）
トマト ………………………………… 小2個
ブロッコリー ……………………… 1/4個
ソーセージ …………………………… 4本
固形スープの素 ……………………… 1個
だし ………………………………… 1500ml
昆布 ……………………………… 10×10cm
ローリエ ……………………………… 1枚
黒粒こしょう ………………… 小さじ1/2
Ⓐ（塩麹大さじ2　しょうゆあれば薄口しょうゆ小さじ1）

作り方
① 野菜やソーセージは、丸ごとか大きめに切る。
② 鍋に大根、にんじん、じゃがいも、キャベツ、ソーセージ、固形スープの素、だし、昆布、ローリエ、黒粒こしょうを入れ、中弱火で約30分間煮る。
③ 野菜がやわらかくなったらもち麦ベース1、トマト、ブロッコリー、セロリ、Ⓐを加え、さらに約10分間煮る。

 シェフ・テク
具を丸ごとや皮つきのまま、あるいは大きくカットして煮ると、野菜やソーセージのうま味がじんわりと溶け出し、だしになります。

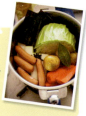

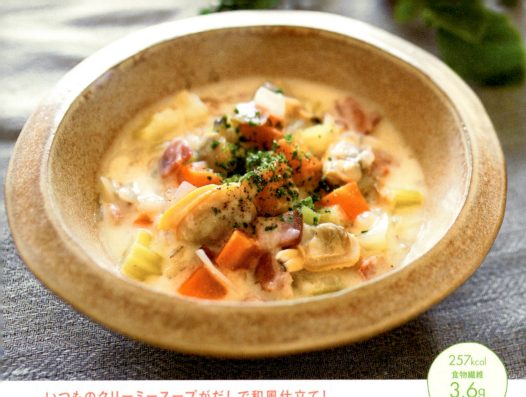

257kcal
食物繊維 3.6g
[1人分]

いつものクリーミースープがだしで和風仕立て！
新和食クラムチャウダー

材料(2人分)
- **もち麦がゆ** ……………………… 130g
- にんじん …………………………… 60g
- セロリ ……………………………… 50g
- 玉ねぎ ……………………………… 50g
- ベーコン ……………………… 35g(2枚)
- あさり(冷凍) ……………………… 60g
- だし ……………………………… 250ml
- 牛乳 ……………………………… 300ml
- Ⓐ(塩小さじ1/2　こしょう少々)
- あればパセリのみじん切り ……… 適量

作り方
1. もち麦がゆは袋に入れ麺棒のようなもので、たたきつぶす。(7割ほど粒がなくなるまで)
2. にんじん、筋を取ったセロリ、玉ねぎは1cm角のサイコロ状に切る。
3. ベーコンも1cmの色紙切りにする。
4. 鍋に❸を入れて中火で炒め、脂が出てきたら❷を加えて炒め合わせる。
5. ❹にだし、❶のもち麦がゆ、あさりを入れ、アクを除きながら約12〜15分間煮る。
6. 仕上げに牛乳を加えてひと煮立ちさせ、Ⓐで味を調える。
7. 皿に注ぎ、あればパセリのみじん切りを散らす。

 青江先生のもち麦アドバイス

体脂肪を減らすのにおすすめのスープ！もち麦のβ-グルカン、玉ねぎのケルセチン、牛乳のカルシウムには、体脂肪を減らす効果があります。

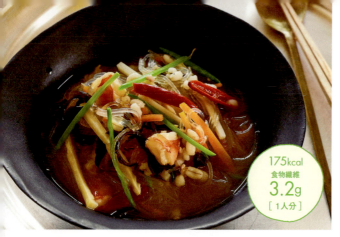

春雨でかさまししたひと品で大満足の味わい
細切り野菜の春雨スープ

175kcal
食物繊維 **3.2g**
[1人分]

材料(2人分)

ゆでもち麦ベース1 ……… 50g
むき小えび …………………… 6尾
にんじん ……………………… 25g
たけのこ ……………………… 25g
絹さや ……………………… 4枚(5g)
きくらげ ……………………… 20g
鶏ひき肉 ……………………… 30g
春雨 …………………………… 40g
ごま油 ……………………… 小さじ1
水 …………………………… 700ml
鶏がらスープ ……………… 小さじ2
赤唐辛子
 …………… 2〜3本 ※お好みで調整
Ⓐ(酒、濃口しょうゆ各大さじ1 塩小さじ1/4 こしょう少々)
黒酢 ………………………… 大さじ2

作り方
1. にんじん、たけのこ、きくらげは細切りにする。
2. えびは殻とあれば背わたを除き、ひと口大に切る。
3. 春雨はさっと湯通しし、水気をきる。
4. フライパンにごま油を熱し、中火で鶏ひき肉と❷を炒める。
5. 別の鍋に水、鶏がらスープ、赤唐辛子を種ごと入れ、煮立ったら❶、❸、❹を加える。再び煮立ったらもち麦ベース1、Ⓐを加える。
6. 仕上げに酢、細切りにした絹さやを入れ、火を止める。

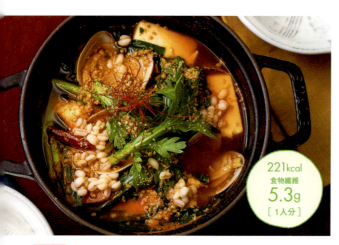

韓国の人気スープ+もち麦でクッパ風に
浅利と人参のスンドゥブ

221kcal
食物繊維 **5.3g**
[1人分]

材料(2人分)

ゆでもち麦ベース1 ……… 60g
あさり
(殻つき、砂ぬきしたもの)
 …………………………… 120g
にんじん ……………………… 60g
にら ………………………… 約100g
春菊 …………………………… 10g
木綿豆腐 ……………………… 1丁
いりこだし(粉末) …… 大さじ1
水 …………………………… 700ml
Ⓐ(コチュジャン大さじ2 信州みそ、酒、濃口しょうゆ各大さじ1 砂糖あれば三温糖小さじ1)
赤唐辛子 ……………………… 1本
すりごま ……………………… 適量
あれば糸唐辛子 ……………… 適量

作り方
1. あさりは殻をすり合わせて、きれいに洗っておく。
2. にんじんは半月切り、にらと春菊はざく切りにする。豆腐は大きめのやっこに切る。
3. 鍋に水、いりこだしを入れて中弱火にかけ、❶、❷のにんじんを加えて火を通す。あさりは一度取り出す。
4. ❸にⒶを溶き合わせ、豆腐、にら、もち麦ベース1、種ごとの赤唐辛子を入れ、中火で約10分間煮込む。
5. あさりを戻し、春菊、すりごまを加え、あれば糸唐辛子をのせる。

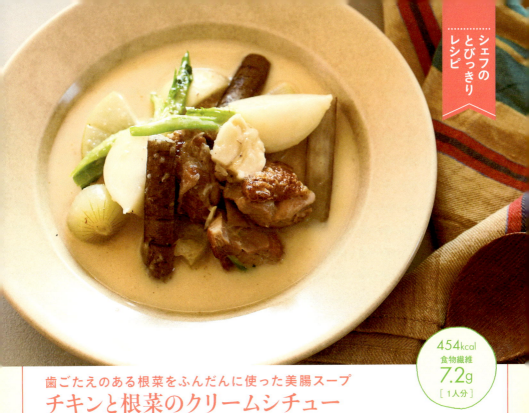

454kcal
食物繊維
7.2g
[1人分]

シェフのとびっきりレシピ

歯ごたえのある根菜をふんだんに使った美腸スープ
チキンと根菜のクリームシチュー

材料(4人分)
もち麦ホワイトソース .... 150g ※P41参照
鶏もも肉 約260g
大根 150g
ごぼう 100g
小玉ねぎ .... 4個(約35g)
かぶ(葉つき) 100g
にんにく 2かけ
だし 500ml
Ⓐ (白みそ大さじ1と1/2　塩ひとつまみ　こしょう少々)

作り方
① 大根は厚めのいちょう切り、ごぼうは長めに切ってから縦半分に切る。小玉ねぎは皮をむき、上下を少し切り落とす。
② 熱したフライパンに皮目を下にして鶏肉を入れ、肉を押さえるようにしながら中火で表面を色よく焼く。
③ ②の空いている部分で①を炒め、鶏肉のうま味をからめる。
④ ③の鶏肉を取り出し、食べやすい大きさに切る。
⑤ 別の鍋に③の野菜、芽を除いたにんにく、だしを入れ、野菜がやわらかくなるまで煮る。
⑥ かぶは葉を少し残して皮つきのまま縦に4等分に切り、⑤に加えて火を通す。
⑦ ⑥に鶏肉、もち麦ホワイトソース、Ⓐを入れ、混ぜながら煮て、鶏肉にしっかり火を通す。

シェフ・テク
鶏肉のうま味は皮に多く含まれていて、しっかり焼くとより味わいがアップ。切れ目を入れるとうま味が抜けてしまうので、丸ごと焼いてから、切り分けます。

冷凍キューブ活用！
超速かんたん

[冷凍もち麦ごはんキューブ]

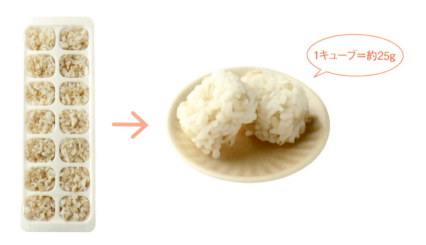

1キューブ＝約25g

鍋の具や〆に

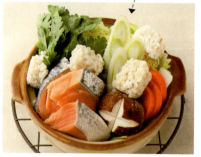

冷凍もち麦ごはんキューブを肉や魚介、野菜などともに煮ると、食感がアクセントに。鍋の最後に入れ、雑炊風にしてもOKです。

スープに加えてリゾット風

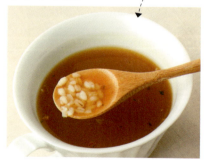

好みのインスタントやレトルトのスープに、冷凍もち麦ごはんキューブをのせて熱湯を注ぐだけ。簡単にスープリゾットになります。

メニュー

冷凍保存しておいたもち麦を料理に加えれば、短い時間でボリュームのあるひと品が完成！解凍しても、そのままの食物繊維が摂れます。

［ 冷凍ゆでもち麦キューブ ］

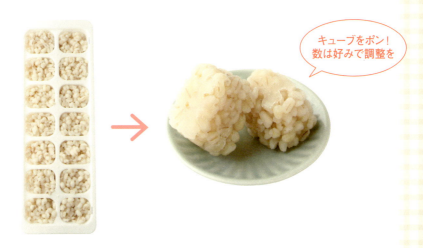

キューブをポン！数は好みで調整を

温野菜やサラダのトッピング

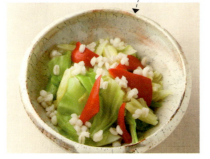

野菜と冷凍ゆでもち麦を電子レンジで加熱するだけで食物繊維豊富な温野菜に。冷サラダには、先に解凍したゆでもち麦をプラス。

みそ汁やお吸いもの、スープの具に

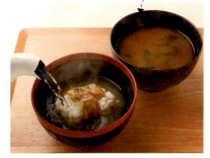

汁ものの具に冷凍ゆでもち麦を加えるだけで、たっぷり具材の食べる汁ものに。インスタントでも十分においしくなります。

Chapter 6
がっつり食べてもOK！もち麦の主食

昔、日本で麦ごはんは
主食として一般的でした。
もち麦ごはんもその１つですが、
もっちりとした口あたりで、
栄養価が高いもち麦を使うと、
甘みのある贅沢な味になります。
どんなアレンジや調理法でも
おいしくなるのも魅力です。

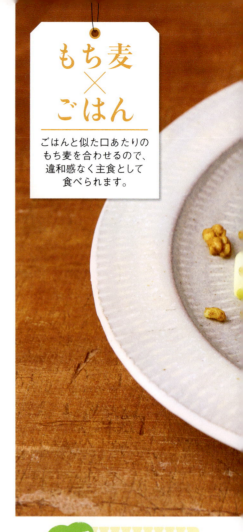

もち麦 × ごはん

ごはんと似た口あたりの
もち麦を合わせるので、
違和感なく主食として
食べられます。

シェフ・テク

もち麦ごはんに卵を
からめてから炒める
と、失敗なく卵がまんべんな
くからんだ状態になります。

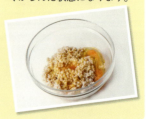

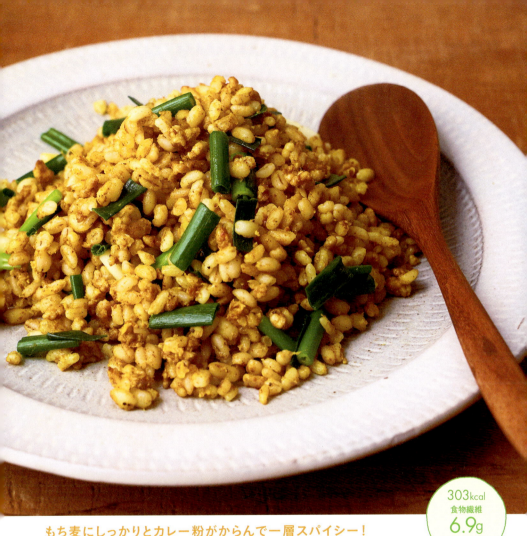

303kcal
食物繊維
6.9g
[1人分]

もち麦にしっかりとカレー粉がからんで一層スパイシー！
カレーと卵のパラパラチャーハン

材料(2人分)
- **黄金レシピ** ……………………… 240g
- 青ねぎ ………………………………… 30g
- 卵 ………………………………………… 1個
- 鶏胸肉のひき肉 ……………………… 50g
- Ⓐ(塩ふたつまみ　黒こしょう少々)
- カレー粉 ………………… 大さじ1と1/4
- しょうゆ ………………………… 小さじ2
- サラダ油あれば米油 ………… 小さじ1

作り方
1. 青ねぎを2〜3cm長さに切る。
2. 黄金レシピに溶いた卵、Ⓐを混ぜる。
3. 樹脂加工のフライパンに油を熱してひき肉を中強火で炒め、カレー粉を加えて風味を高める。
4. ③に②、①を順に加えて炒め合わせ、鍋肌からしょうゆを回し入れる。

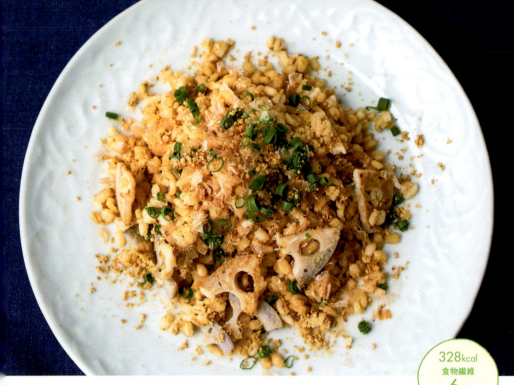

328kcal
食物繊維 6g
[1人分]

れんこんのしゃきしゃき感ともち麦の食感が好相性
卵とれんこんのしょうゆチャーハン

材料(1人分)
- 黄金レシピ ……………………… 120g
- れんこん（皮つき）……………… 50g
- 卵 ………………………………… 1個
- Ⓐ（しょうゆ小さじ1 1/2　塩ひとつまみ）
- けずり節 ………………… 1パック(3g)
- バター …………………………… 5g
- 青ねぎ、すりごま ……………… 各適量

作り方
1. れんこんはよく洗って皮ごと薄切り、青ねぎは小口切りにする。
2. ボウルに黄金レシピ、卵、けずり節、Ⓐを入れ、混ぜ合わせる。
3. 樹脂加工のフライパンに①のれんこんを入れ、中強火で炒める。
4. ③にバター、②を入れて炒め合わせる。
5. 皿に盛り、青ねぎとすりごまをたっぷり散らす。

 青江先生のもち麦アドバイス
根菜類にはもち麦と異なる食物繊維が含まれていて、腸内で善玉菌を増やす効果があります。

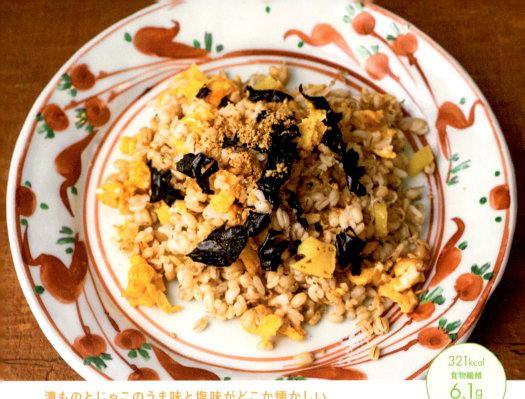

321kcal
食物繊維
6.1g
［1人分］

漬ものとじゃこのうま味と塩味がどこか懐かしい
おばあちゃんの焼きめし

材料(1人分)

黄金レシピ	120g
たくあん	30g
ちりめんじゃこ	15g
卵	1個
しょうゆ	小さじ1
すりごま、のり	各適量
ごま油	小さじ1

作り方

① たくあんは細かく刻み、のりはちぎっておく。
② 樹脂加工のフライパンにごま油をひき、中火でちりめんじゃこを炒める。①のたくあん、黄金レシピを入れて炒め合わせる。
③ ②をフライパンの片側半分に寄せ、空いた部分に溶いた卵を流し、混ぜながら焼く。固まってきたら②と合わせる。
④ 仕上げに鍋肌からしょうゆを回し入れ、仕上げにごまとのりを散らす。

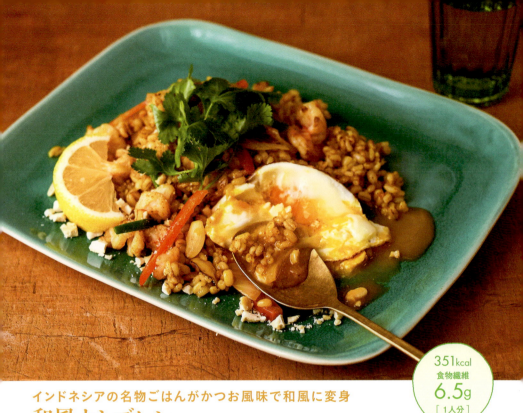

351kcal
食物繊維 6.5g
[1人分]

インドネシアの名物ごはんがかつお風味で和風に変身
和風ナシゴレン

材料(2人分)
黄金レシピ ……………………… 240g
むきえび ………………………… 60g
ピーマン ……………… 約20g(1/2個)
パプリカ ……………… 約35g(1/4個)
玉ねぎ ………………… 約50g(1/4個)
油あれば米油 …………………… 小さじ1
A(酒大さじ1/2　カレー粉小さじ1)
ピーナッツ(くだいたもの) ……… 適量
かつお節粉 ……………………… 1.5g
花かつお ………………………… 1.5g
B(ナンプラー小さじ2　砂糖あれば三温糖小さじ1　一味唐辛子小さじ1/4)
卵2個(トッピング用)
パクチー、レモン ……………… 各適量

作り方
① えびはあれば背わたを取って、縦半分に切る。
② ピーマン、パプリカは細切り、玉ねぎは薄切りにする。
③ 樹脂加工のフライパンに油をひき、強火で①と②、**A**を入れて炒める。
④ ③にかつお節粉、花かつお、**B**を入れて炒め合わせ、皿に盛ってピーナッツをふりかける。
⑤ フライパンで目玉焼きを焼き、皿に盛った④にパクチー、レモンとともに添える。好みでレモンをしぼり、卵黄をからませながら食べる。

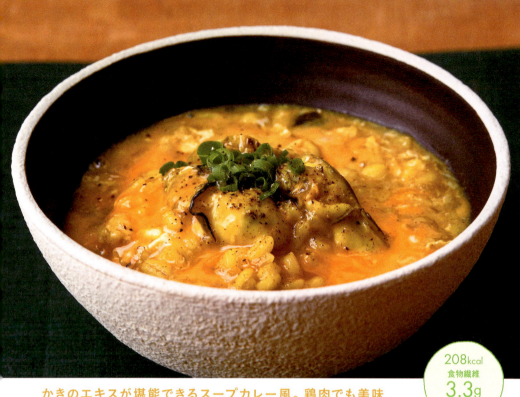

208kcal
食物繊維 3.3g
[1人分]

かきのエキスが堪能できるスープカレー風。鶏肉でも美味
芯から温まる 新カレー雑炊

材料(2人分)

- 黄金レシピ ……………………… 120g
- かき(加熱用) …………… 60g(約6粒)
- 玉ねぎ …………………………… 50g
- 油あれば米油 ………………… 小さじ1
- カレー粉 ……………………… 小さじ1
- 鶏がらスープ(顆粒) ………… 小さじ1
- 水 …………………………… 400ml
- Ⓐ(塩ひとつまみ　こしょう、濃口しょうゆ各少々)
- 卵 ………………………………… 2個
- 青ねぎ …………………………… 適量

作り方

1. かきは塩水(分量外)で洗い、水気をきる。
2. 玉ねぎはみじん切りにし、油をひいた鍋に入れて強火で炒める。
3. ②に①、カレー粉を入れ、炒め合わせる。
4. ③に鶏がらスープ、水、黄金レシピを加え、中火で約10分間煮て、Ⓐで調味する。
5. 最後に溶き卵を回し入れて火を止め、青ねぎの小口切りをのせる。

青江先生のもち麦アドバイス

貝類のタウリンには、血圧やコレステロール値を下げる効果があり、かきはビタミンA、B_1、B_2、B_{12}などのビタミン類も豊富。またカレー粉などのスパイスには、代謝を高めて脂肪を燃えやすくしたり、消化を促進する効能などがあります。

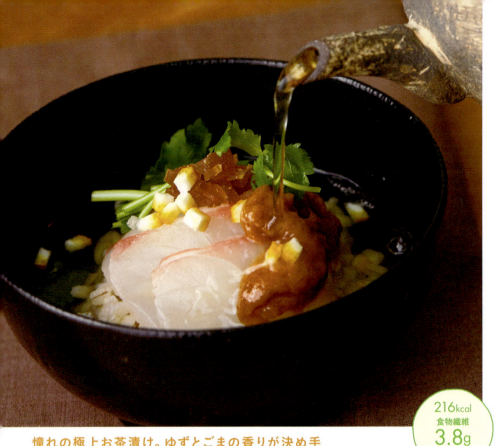

216kcal
食物繊維
3.8g
[1人分]

憧れの極上お茶漬け。ゆずとごまの香りが決め手
ごま風味の鯛茶漬け

材料（1人分）
- **黄金レシピ** …………………… 80g
- たいの刺身 …………………… 3切れ
- 練りごま ………………… 大さじ1と1/2
- Ⓐ（濃口しょうゆ小さじ2　酒小さじ1/2）
- 三つ葉 ………………………… 適量
- ゆずの皮 ……………………… 適量
- あれば奈良漬け ……………… 12g
- 煎茶 …………………………… 適量

作り方
1. 三つ葉、ゆずの皮は刻んでおく。
2. 練りごま、Ⓐを混ぜ合わせる。
3. 器に黄金レシピを入れ、たい、①、②、あれば刻んだ奈良漬けをのせ、煎茶を注ぐ。

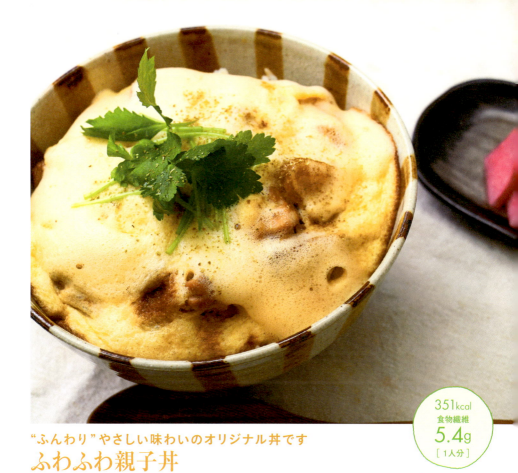

"ふんわり"やさしい味わいのオリジナル丼です
ふわふわ親子丼

351kcal
食物繊維
5.4g
[1人分]

材料(2人分)

黄金レシピ ……………… 240g
鶏もも肉 ……………… 100g
玉ねぎ ……………… 50g
卵 ……………… 1個
だし ……………… 50ml
Ⓐ(濃口しょうゆ大さじ1　酒大さじ1/2　砂糖あれば三温糖、みりん各小さじ2強)
三つ葉 ……………… 適量

作り方

1. 鶏肉はひと口大、玉ねぎはくし形切りにする。
2. フライパンにだし、Ⓐを入れて少し煮立ってきたら、❶を加えて火を通す。
3. 卵はよく溶きほぐして、細かく泡立てておく。
4. ❷がある程度煮えたら、❸を全体にのせてふたをして中火で約15秒間蒸らす。
5. 器に入れた黄金レシピに❹をのせ、刻んだ三つ葉をあしらう。

シェフ・テク
肉や玉ねぎをしっかり味の丼つゆで煮るので、卵は味つけなし。その分、ふわふわの溶けるような食感が楽しめます。

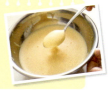

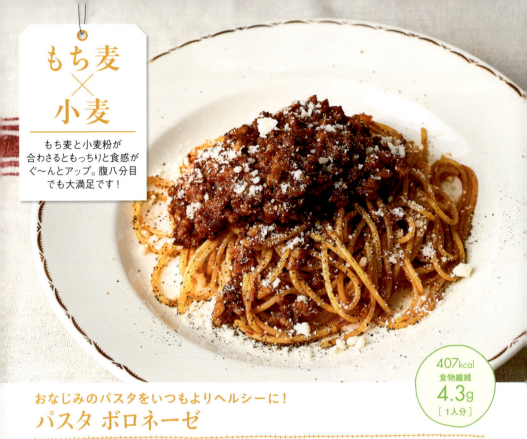

もち麦 × 小麦

もち麦と小麦粉が合わさるともっちりと食感がぐ〜んとアップ。腹八分目でも大満足です！

407kcal
食物繊維 4.3g
[1人分]

おなじみのパスタをいつもよりヘルシーに！
パスタ ボロネーゼ

材料(1人分)
もち麦ボロネーゼ
………………… 120g ※P40参照
パスタ ……………………………… 70g
好みで粉チーズ、黒こしょう … 各適量

作り方
① 鍋に湯を沸かし、塩（分量外）を加えてパスタを指定の時間ゆでる。
② もち麦ボロネーゼを温め、少し残して取り出す。
③ ②に①のパスタ、ゆで汁少々を加えてあえる。
④ 皿に③を盛って上から残りの②をかけ、好みで粉チーズと黒こしょうをかける。
※もち麦ボロネーゼが冷凍の場合は、電子レンジで解凍してから使う。

 青江先生のもち麦アドバイス

もち麦＋パスタなど大麦と麺類の組み合わせは、血糖値の上昇を抑えて太りにくくします。炭水化物好きにおすすめ！

おもてなしでも喜ばれること間違いなし！
かにとトロトロ甘ねぎのグラタン

材料(2人分)

もち麦ホワイトソース
(グラタン用、下記参照)
……………………………… 200g
かにの身肉(ゆでたもの)
……………………………… 100g
長ねぎ(白い部分) ……… 100g
粉チーズ ……………… 大さじ1
あればパセリのみじん切り
……………………………… 適量

作り方

① 長ねぎを器の幅に合わせて切り、さらに火が通りやすいよう表面に切れ目を入れる。
② ①の表面にフライパンで焼き目をつけ、さらに水少々(分量外)を加え、ふたをして蒸し焼きにする。
③ 耐熱容器にホワイトソースをしき、②のねぎ、かにを交互に並べる。
④ チーズを全体にふり、200℃に熱したオーブンで約10分間焼く。仕上げにあればパセリのみじん切りを散らす。

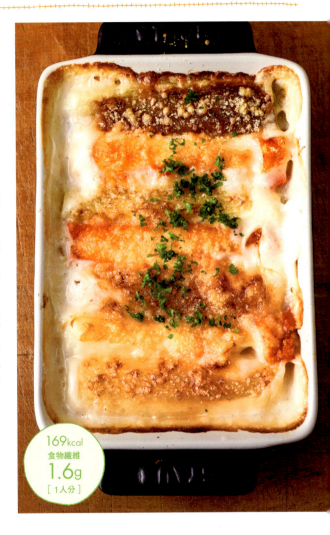

169kcal
食物繊維
1.6g
[1人分]

 シェフ・テク

グラタンのホワイトソースは通常よりも少しゆるめにし、具とからみやすくします。

[**グラタンのホワイトソース** 200g(2人分)]

牛乳300ml、バター(常温)10g、解凍したもち麦がゆ2キューブ(約50g)、塩、こしょう各ひとつまみをミキサーにかける。なめらかになったら中弱火で温める。

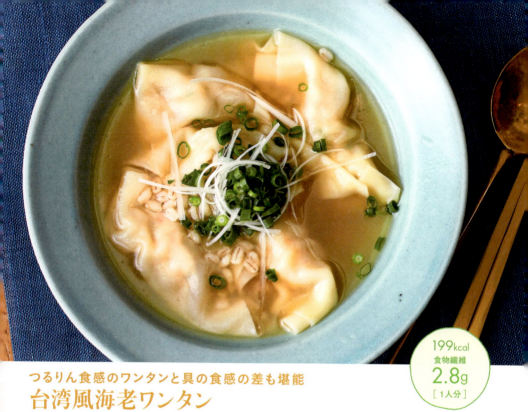

つるりん食感のワンタンと具の食感の差も堪能
台湾風海老ワンタン

199kcal
食物繊維 2.8g
［1人分］

材料(2人分)

■あん
- ゆでもち麦ベース1 ……………… 50g
- えび（ブラックタイガー）……… 80g
- Ⓐ（酒、片栗粉各少々）
- しょうが ……………………… 小さじ1分
- 青じそ ……………………………… 3枚
- Ⓑ（酒小さじ1　しょうゆあれば薄口しょうゆ、ごま油各小さじ1/2　塩ひとつまみ　こしょう少々）
- ワンタンの皮 …………………… 12枚

■スープ
- ゆでもち麦ベース1 ……………… 30g
- だし …………………………… 500ml
- Ⓒ（酒大さじ2　しょうゆあれば薄口しょうゆ、みりん各小さじ1　塩小さじ1/8）

■トッピング
- 白髪ねぎ、青ねぎ ……………… 適量

作り方

① ワンタンを作る。えびは殻とあれば背わたを除いて身をたたき、ある程度細かくなったらⒶを加えてさらにたたく。
② 青じそは粗みじん、しょうがはみじん切りにし、もち麦ベース1、Ⓑとともに①に加えて混ぜる。
③ ②を12等分してワンタンの皮にのせ、皮のふちに水をぬり、重ね合わせて閉じる。ふちを合わせて包む。
④ スープを作る。鍋にもち麦ベース1、だし、Ⓒを入れて少し煮立てる。
⑤ ワンタンを加えて中火で2〜3分間煮て、浮き上がってきたら火を止める。
⑥ 器に盛り、白髪ねぎと青ねぎの小口切りをのせる。

すじ煮の甘辛さがほかの
食材のうま味を引き立てます
神戸風お好み焼き

材料（約18cm×2枚分）
すじ煮 ………… 80g ※P44参照

■生地
もち麦がゆ …… 6キューブ(150g)
やまいも ……………………… 50g
キャベツ …………………… 300g
青ねぎ ………… 5g(2本ほど)
卵 ……………………………… 1個
水 ………………………… 大さじ3
Ⓐ (酒、濃口しょうゆ各大さじ1
砂糖あれば三温糖小さじ1)

■トッピング
青ねぎ、レモン …………… 各適量

油あれば米油 ……… 小さじ1/2

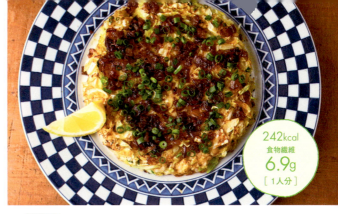

242kcal
食物繊維
6.9g
[1人分]

作り方
❶ Ⓐを鍋に入れて煮立て、ソースを作る。
❷ やまいもは皮をむいておろし、キャベツはみじん切り、青ねぎは小口切りにする。
❸ もち麦がゆ、卵、❷、水を合わせる。
❹ 樹脂加工のフライパンに油をひき、中強火で熱して❸を流し、すじ煮をのせる。
❺ 生地が固まって7割程度焼けたらひっくり返し、裏面を焼いて❶をぬる。
❻ ❺を皿に移し、青ねぎの小口切りを散らしてレモンを添える。

やまいも入りのふんわり生地に
しょうゆだれがぴったり
野菜の田舎焼き

材料(2人分)
■生地
ゆでもち麦ベース1 ……… 100g
やまいも …………………… 150g
卵 ……………………………… 1個
キャベツ …………………… 300g
玉ねぎ ………… 約40g(1/4個)
長ねぎ（白い部分）…… 長さ5cm
セロリ ………………………… 約20g
しいたけ …………… 1枚(25g)
桜えび ……………………… 約3g
青のり ……………… 大さじ1/2
花かつお ……………………… 4g
Ⓐ (酒大さじ2　濃口しょうゆ
小さじ1)
ごま油 ……………… 小さじ2

■トッピング
ソース、青のり …………… 各適量

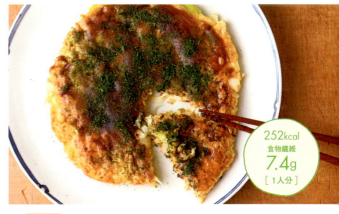

252kcal
食物繊維
7.4g
[1人分]

作り方
❶ やまいも50gはサイコロ状に切り、100gはすりおろす。
❷ キャベツはせん切り、玉ねぎ、長ねぎはみじん切り、セロリは小口切りにする。しいたけは石づきを取り、薄切りにする。
❸ ボウルにもち麦ベース1、卵、すりおろしたやまいもを入れ、混ぜ合わせる。
❹ ❸にサイコロ状に切ったやまいも、❷、桜えび、青のり、花かつお、Ⓐを加え、よく混ぜ合わせる。
❺ 樹脂加工のフライパンに油をひき、中火で熱して❹を流す。生地が固まってきたらひっくり返して裏面を焼き、ソースをぬって青のりを散らす。

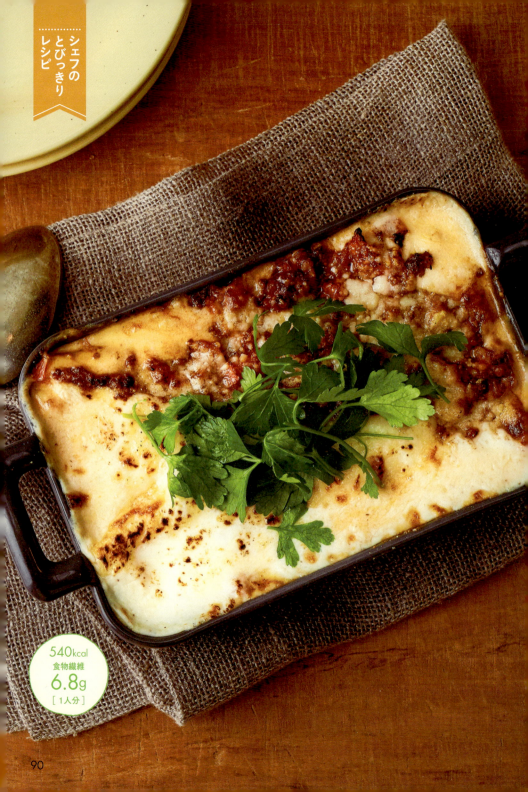

食物繊維が豊富でしっかりとした味わいのオーブン料理
簡単なのに本格的な『ラザニア』

材料(2人分)

もち麦ボロネーゼ
.... 220g ※P40参照
もち麦ホワイトソース
.... 350g ※P41参照
トマト .... 200g(1個)
塩 小さじ1/4
ラザニア 3枚
ピザ用チーズ 大さじ2
あればイタリアンパセリ ..... 少々

作り方

1. 鍋に湯を沸かし、塩(分量外)を加えてラザニアを指定の時間ゆでる。
2. トマトを粗みじんに切り、塩とともにボロネーゼに混ぜる。
3. 耐熱皿に②のボロネーゼ2/3量、ラザニア、ホワイトソース2/3量の順にくり返し入れ、最後は上の面の半分に残りのボロネーゼ、もう半分にホワイトソースをかけてハーフ&ハーフ状にする。
4. 全体にチーズを散らし、200℃に熱したオーブンで約30分間焼く。焼き上がりに、あればイタリアンパセリをあしらう。

シェフ・テク
上面にソースを流すとき、菜ばしを置いて仕切りを作ると、混ざらずにきれいな2ブロックになります。

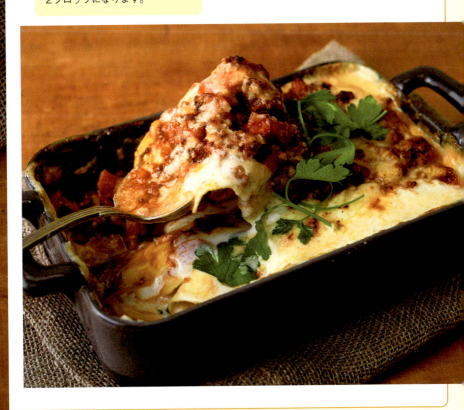

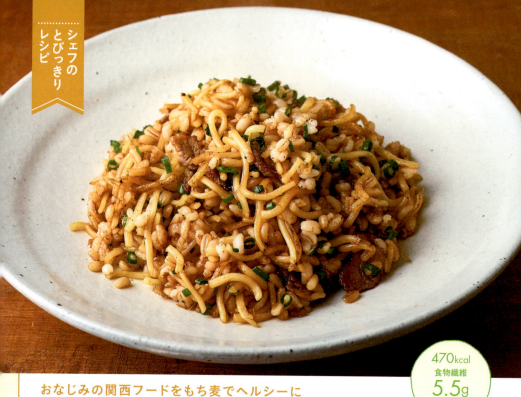

シェフのとびっきりレシピ

470kcal
食物繊維 5.5g
[1人分]

おなじみの関西フードをもち麦でヘルシーに
もち麦神戸そばめし

材料(2人分)

- **黄金レシピ** ……………………… 180g
- 豚こま切れ肉 …………………… 60g
- 青ねぎ …………………………… 15g
- 中華蒸し麺 ……………………… 1玉
- 酒 ………………………………… 大さじ1
- けずり節 ………………………… 1パック(3g)
- A(ウスターソース大さじ4　しょうゆ小さじ1　塩小さじ1/4　黒こしょう、ガーリックパウダー各少々)

作り方

① 豚肉はひと口大に切り、青ねぎは小口切りにする。中華麺はざく切りにし、湯通ししておく。
② ①の豚肉を樹脂加工のフライパンに入れて中強火で炒め、酒を加える。
③ ②に中華麺、黄金レシピを順に加え、それぞれ炒め合わせる。
④ けずり節、Aを全体にからませ、仕上げに青ねぎを混ぜ合わせる。

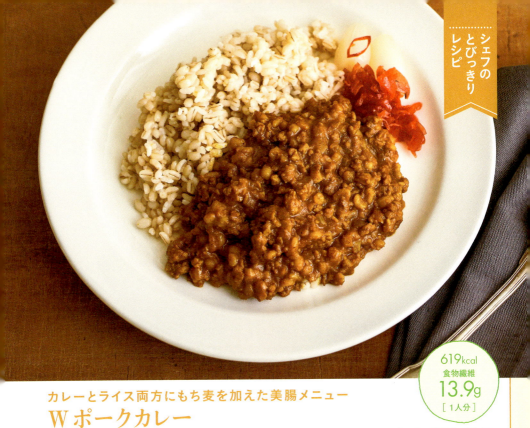

619kcal
食物繊維 13.9g
[1人分]

カレーとライス両方にもち麦を加えた美腸メニュー
Wポークカレー

材料(2人分)
ゆでもち麦ベース1 ……………… 100g
豚ひき肉 ……………………………… 100g
玉ねぎ ………………………………… 60g
にんにく …………………… 大さじ1と1/2
しょうが ……………………………… 大さじ1
バター ………………………………… 大さじ1
カレー粉 ……………………………… 大さじ3
Ⓐ (水250ml　固形スープの素2個
トマトケチャップ大さじ1　濃口しょうゆ小さじ3　中濃ソース小さじ2
みりん小さじ1　こしょう少々)
黄金レシピ もち麦ごはん(1人分)
……………………………………… 150g
福神漬け、らっきょうの甘酢漬け
…………………………………… 各適量

作り方
1. 玉ねぎ、しょうが、にんにくはみじん切りにする。
2. 樹脂加工のフライパンを強火にかけ、ひき肉をパラパラになるまで炒め、1のにんにくを合わせる。
3. 2にバター、カレー粉を加えて炒め、香りが出てきたら玉ねぎ、しょうが、もち麦ベース1を混ぜ合わせる。
4. 3にⒶを入れて煮詰める。
5. 皿に黄金レシピのもち麦ごはんをのせ、4をかける。好みで福神漬け、らっきょうを添える。

山下シェフも実践！
スープジャーで効率調理がゆ

「1日のうちの1食をスープジャーがゆに置き換えたら、よりサイズダウンした！」と山下シェフも効果を実感！もち麦と具に熱湯を注いで、そのまま数時間おくだけと手間いらずで、具や調味料次第で多彩な味が楽しめます。

トマト和風がゆ
108kcal　食物繊維 4.2g

材料（385mlサイズ分）
もち麦25g　昆布5×5cm　トマト70g　だし320ml　Ⓐ（しょうゆまたは薄口しょうゆ小さじ1/2　塩ひとつまみ）

作り方
1. 昆布ははさみで細く刻み、トマトはくし形切りにする。
2. だしを温める。
3. スープジャーにもち麦、❶、❷、Ⓐを入れ、ふたをして2時間半〜3時間おく。

ザー菜中華がゆ
118kcal　食物繊維 4.2g

材料（385mlサイズ分）
もち麦25g　ザー菜12g　青ねぎの小口切り大さじ1　熱湯320ml　中華スープの素（顆粒）小さじ1　Ⓐ（濃口しょうゆ、ごま油各小さじ1/2）　ごま小さじ1

作り方
1. ザー菜はひと口大に切る。
2. スープジャーにもち麦、❶、熱湯、中華スープの素、Ⓐ、青ねぎ、ごまを入れ、ふたをして2時間半〜3時間おく。

ベーコン洋風がゆ
168kcal　食物繊維 3.4g

材料（385mlサイズ分）
もち麦25g　ベーコン20g　芽セロリまたはセロリの葉10g　熱湯320ml　固形スープの素1/2個　塩、こしょう各少々

作り方
1. ベーコンは細切り、芽セロリはざく切りにする。
2. スープジャーにもち麦、固形スープの素、ベーコン、熱湯、塩、こしょう、芽セロリを入れ、ふたをして2時間半〜3時間おく。

きのこ梅がゆ
102kcal　食物繊維 4.6g

材料（385mlサイズ分）
もち麦25g　しめじ（かさに近い部分）25g　梅干し1個（約15g）　だし320ml　Ⓐ（しょうゆあれば薄口しょうゆ小さじ1/2）

作り方
1. しめじは石づきを取り、かさに近い部分2cmを切る。
2. 梅干しにフォークで数カ所穴をあける。
3. スープジャーにもち麦、❶、❷、だし、Ⓐを入れ、ふたをして約2時間半〜3時間おく。

※スープジャーは保存容器ではないので、メーカーごとの使用時間、保温時間を必ず守ってください。

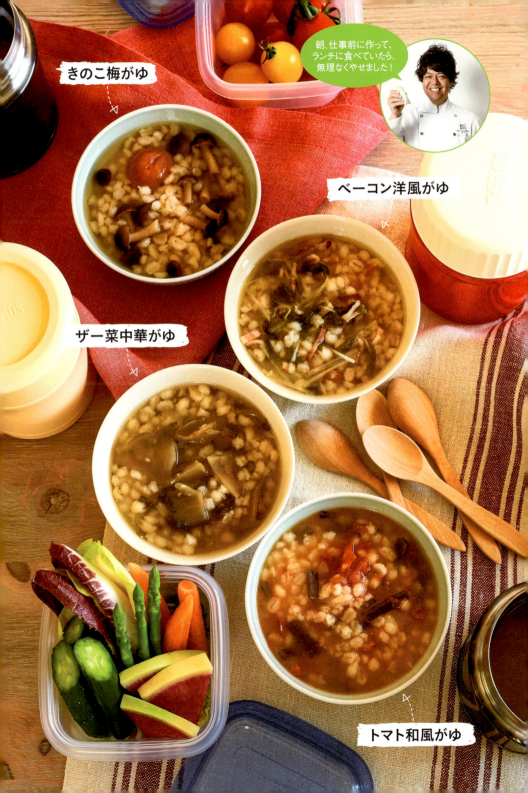

きのこ梅がゆ

ベーコン洋風がゆ

ザー菜中華がゆ

トマト和風がゆ

朝、仕事前に作って、ランチに食べていたら、無理なくやせました！

Chapter 7 ボリュームたっぷり！もち麦でメインおかず

もち麦を料理に加えると、独自の特長を活かしていろいろな場面で大活躍。肉や野菜と合わせてかさ増ししたり、とろみを活かして料理をマイルドにしたり。仕上げのソースやトッピングでも、その食感のよさで魅了します！

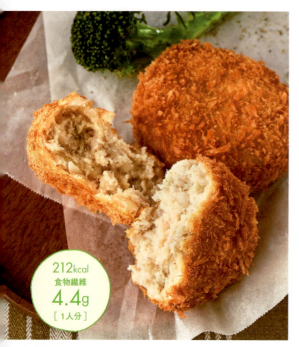

もち麦とおからを加えた、ヘルシーな揚げものです
おからコロッケ

212kcal
食物繊維 4.4g
［1人分］

材料（4人分、4個）
- ゆでもち麦ベース1 ……………… 90g
- じゃがいも ……………………… 30g
- 玉ねぎ …………………………… 20g
- 鶏ひき肉（できれば胸肉）……… 40g
- おから …………………………… 80g
- A（砂糖あれば三温糖小さじ1　薄口しょうゆ小さじ1/2　塩小さじ1/4　黒こしょう適量）
- 衣（小麦粉、卵、生パン粉各適量）
- ブロッコリー …………………… 適量
- ミニトマト ……………………… 適量
- 揚げ油 …………………………… 適量

作り方
1. じゃがいもは皮つきのままゆで、竹串がすっと通るようになったら取り出す。熱いうちに皮をむいて、つぶす。
2. 玉ねぎはみじん切りにし、樹脂加工のフライパンで鶏ひき肉と炒める。
3. ボウルに ❶、❷、もち麦ベース1、おから、A を入れ、混ぜ合わせ、4等分にして成形する。
4. ❸ に小麦粉、溶き卵、パン粉の順に衣をまぶし、140℃に熱した油で約4分間揚げる。
5. 皿に盛り、ゆでたブロッコリーとカットしたトマトを添える。

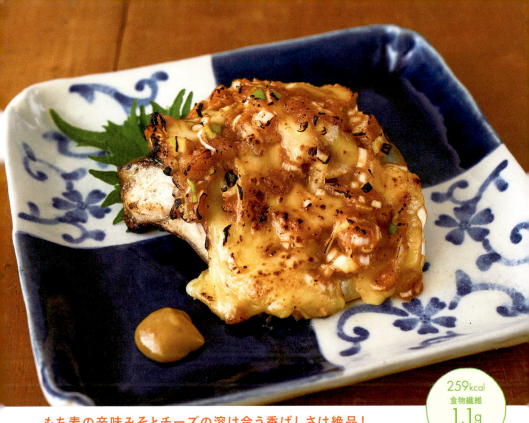

259kcal
食物繊維
1.1g
［1人分］

もち麦の辛味みそとチーズの溶け合う香ばしさは絶品！
さばの味噌チーズ焼き

材料（2人分）
もち麦辛味みそ
…………………… 大さじ4 ※P42参照
長ねぎ ……………………………… 60g
溶けるスライスチーズ …………… 2枚
生さば（骨つき）………………… 110g
Ⓐ（しょうゆまたは薄口しょうゆ大さじ1　日本酒大さじ1/2）
塩 ……………………………… ひとつまみ
あれば青じそ、からし ………… 各適量

作り方
① 長ねぎはみじん切り、チーズは細切りにする。
② ボウルにもち麦辛味みそ、①、Ⓐを入れ、混ぜ合わせる。
③ さばを水で洗って水気を拭き、全体に塩をふってオーブントースターの天板か魚焼きのグリルにのせて5割程度焼く。
④ さばを一度取り出して表面に②をぬり、再び加熱して焦げ目をつける。
⑤ あれば青じそを皿にしき、④をのせてからしを添える。

シェフ・テク

さばを水で洗ってから使うと、菌が減るので臭みもなくなります。

食物繊維が豊富な具材を揃えた温かい鍋で、代謝UP
にら鶏だんご豆腐鍋

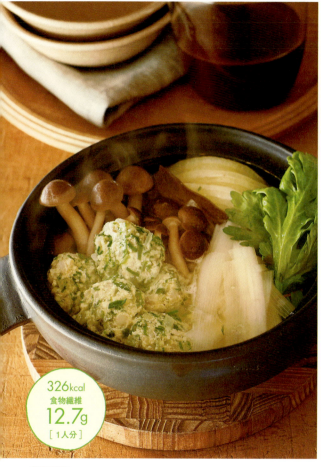

326kcal
食物繊維
12.7g
［1人分］

材料(1人分)

■鶏だんご
ゆでもち麦ベース1 ……… 50g
木綿豆腐(水切りしたもの)
……………………………… 50g
鶏ひき肉 ………………… 50g
玉ねぎ …………………… 50g
にら ……………………… 40g
しょうがのみじん切り
…………………………… 大さじ1/2
Ⓐ(酒大さじ1　片栗粉大さじ1/2　塩、しょうゆあれば薄口しょうゆ各小さじ1/4　こしょう少々)

■鍋地
昆布 ………………… 8×16cm
Ⓑ(水300ml　酒大さじ1　しょうゆあれば薄口しょうゆ小さじ1)

■具
玉ねぎ …………………… 160g
しめじ …………………… 120g
長ねぎ …………………… 70g
春菊 ……………………… 20g

ポン酢しょうゆ
………………… 適量　※P45参照

作り方
① 鶏だんごを作る。玉ねぎはみじん切り、にらは1cm長さに切る。
② ボウルに①、もち麦ベース1、豆腐、鶏ひき肉、しょうが、Ⓐを入れ、混ぜ合わせる。
③ ②を7等分し、ひと口大に丸める。
④ しめじは石づきを取って小房に分け、玉ねぎはくし形切り、長ねぎと春菊はざく切りにする。
⑤ 鍋に昆布とⒷを入れて沸騰してきたら、④の野菜と③の鶏だんごを加えて煮る。
⑥ 鶏だんごが浮いてきたら、ポン酢しょうゆをつけて食べる。

シェフ・テク
鶏だんごのこしょうは少し多めに加えると、味のアクセントに。ねぎはざく切りにしてから縦に切れ目を入れ、端から太めに切ると味がしみやすい。

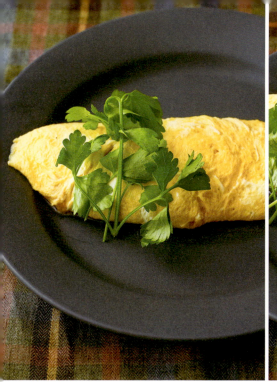
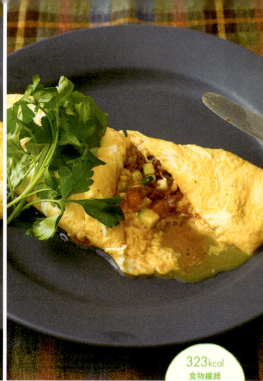

323kcal
食物繊維
1.2g
[1人分]

とろとろの卵からうま味ソースと野菜が飛び出ます
トマトとズッキーニのオムレツ

材料(1人分)
- **もち麦ボロネーゼ** …… 40g ※P40参照
- トマト ………………………………… 15g
- ズッキーニ …………………………… 15g
- オリーブ油 ………………… 小さじ1/2
- 卵 ……………………………………… 2個
- 牛乳 ………………………………… 大さじ1
- バター ……………………………… 大さじ1
- Ⓐ (塩ひとつまみ　こしょう少々)
- あればイタリアンパセリ ………… 適量

作り方
① トマトは角切り、ズッキーニはみじん切りにする。
② フライパンにオリーブ油を熱して中火で①のズッキーニを炒め、もち麦ボロネーゼ、トマトと混ぜ合わせる。一度、取り出す。
③ ボウルに卵、牛乳を入れ、溶き合わせる。
④ フライパンにバターをひき、中強火にして③の卵液を流す。少し固まったら②をのせ、卵で包むように形を整える。
⑤ 皿にのせ、あればイタリアンパセリを添える。

椀だねを電子レンジ加熱。豪華に見えて手軽な汁もの!

海老の大根しんじょう椀

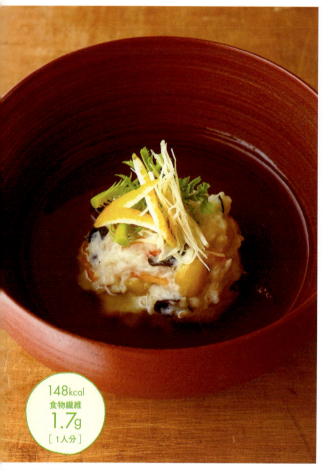

148kcal
食物繊維
1.7g
[1人分]

材料(2人分)

■ しんじょう
- ゆでもち麦ベース1 …… 25g
- えび(ブラックタイガー) ‥ 1尾
- いか(胴の部分) …… 50g
- 大根 …… 60g
- にんじん …… 10g
- きくらげ(乾燥) …… 1g
- 片栗粉 …… 小さじ1
- ぎんなん(ゆでたもの) …… 10個
- Ⓐ(酒、白みそ各小さじ1　しょうゆあれば薄口しょうゆ小さじ1/2　塩小さじ1/4)

■ 椀つゆ
- だし …… 300ml
- Ⓑ(酒、みりん各大さじ1　しょうゆあれば薄口しょうゆ大さじ1/2　砂糖あれば三温糖小さじ1　塩小さじ1/3)
- 酢 …… 小さじ2
- 水溶き片栗粉 …… 適量
- ゆずの皮、しょうが、あれば大根の葉各少々

作り方

① えびは殻とあれば背わたを除き、粗切りする。いかはざく切りする。
② にんじんは細切り、きくらげは水で戻して細かく刻む。大根は鬼おろしなどで粗めにおろす。
③ ①のいか、もち麦ベース1をフードプロセッサーにかけ、粘り気が出たら片栗粉を加えて再び回す。
④ ボウルに③を移してえび、②を加えて混ぜ、さらにⒶを混ぜ合わせる。2等分してぎんなんを加え、丸める。
⑤ ④を1個ずつラップに包み、電子レンジで約5分間弱加熱する。
⑥ 鍋にだし、Ⓑ、酢を合わせ、沸騰したら水溶き片栗粉を回し入れる。
⑦ お椀に⑤を入れて⑥を注ぎ、せん切りにしたゆず、しょうが、あれば刻んだ大根の葉をのせる。

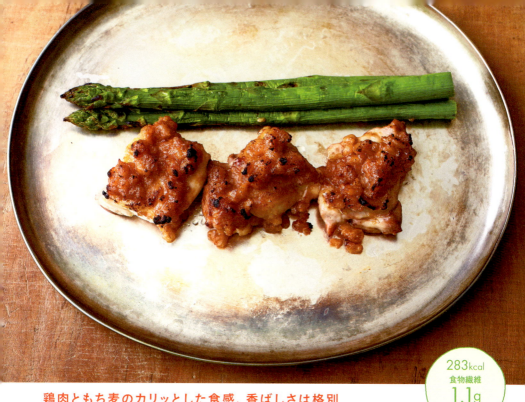

283kcal
食物繊維 1.1g
[1人分]

鶏肉ともち麦のカリッとした食感、香ばしさは格別
鶏もも肉 辛味みそオーブン焼き

材料(2人分)
もち麦辛味みそ
……………… 大さじ4 ※P42参照
Ⓐ(酒大さじ1　濃口しょうゆ小さじ1　一味唐辛子適量)
鶏もも肉 …………………… 200g
グリーンアスパラガス ……… 4本

作り方
❶ もち麦辛味みそとⒶを合わせておく。
❷ 鶏肉を6等分し、❶を全体にからめる。
❸ アルミホイルに並べ、オーブントースターで約25分間焼く。
❹ グリーンアスパラガスは根元を落とし、❸の空いている部分に入れて焼く。

 青江先生のもち麦アドバイス
主食以外にも、もち麦をいろいろと工夫して使えば、食物繊維量の摂取量がトータルで高くなります。

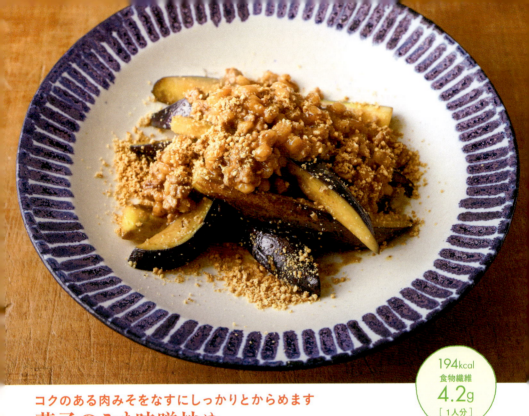

194kcal
食物繊維
4.2g
［1人分］

コクのある肉みそをなすにしっかりとからめます
茄子のごま味噌炒め

材料（2人分）
もち麦琉球豚みそ ………………… 大さじ4 ※P43参照
A（水大さじ2　酒大さじ1　濃口しょうゆ小さじ2　山椒小さじ1/2）
なす ……………………………………………… 4本
水 ………………………………………………… 大さじ1
ごま油 …………………………………………… 大さじ1
すりごま ………………………………………… 小さじ1

作り方
① もち麦琉球豚みそ、Aを合わせる。
② なすはヘタを取って皮に切れ目を入れ、縦に切る。
③ フライパンにごま油をひいて中強火でなすを炒め、水、①を加えてさらに炒める。
④ 皿に盛り、すりごまをふりかける。

シェフ・テク　なすは油が多いと甘みが出てきますが、油が少ないときはスパイスを加えて香りでカバーします。

もち麦のもちもち感と魚介のおいしさを丸めて凝縮
ふわっと！いかしゅうまい

材料(2人分、6個)
ゆでもち麦ベース1 ……… 30g
いか ……………………… 100g
ほたて ……………… 2個(50g)
Ⓐ(酒小さじ1　しょうゆあれば薄口しょうゆ小さじ1/2　塩小さじ1/4　黒こしょう少々　片栗粉小さじ1)
玉ねぎ ……………………… 20g
しゅうまいの皮 ……… 約25枚

作り方
① いかはわたを除いてぶつ切りにし、ほたて、もち麦ベース1、Ⓐとともにフードプロセッサーに粗めにかける。
② 玉ねぎはみじん切りにする。
③ ボウルに①、②を入れて混ぜ、6等分にして丸める。
④ しゅうまいの皮を細切りにし、③のまわりにまぶしてくっつける。
⑤ ④を蒸し器に入れ、強火で10〜15分間蒸す。

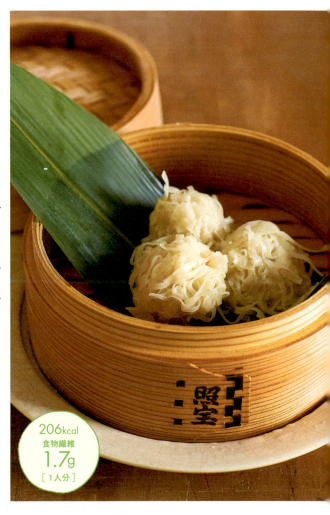

206kcal
食物繊維
1.7g
[1人分]

 青江先生のもち麦アドバイス

魚介＋もち麦の食感は中華風のメニューに、とてもよく合います。蒸す前の状態、あるいは蒸してからでも冷凍保存しておくと、もう1品ほしいときに便利です。

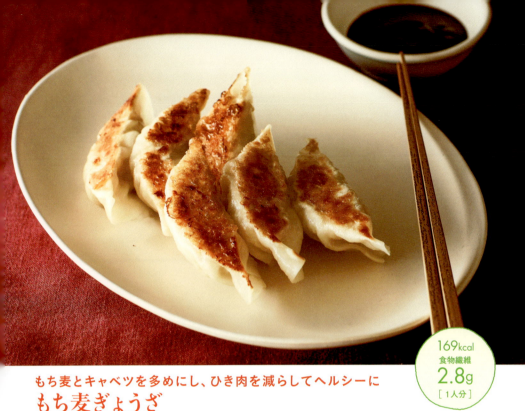

もち麦とキャベツを多めにし、ひき肉を減らしてヘルシーに
もち麦ぎょうざ

169kcal
食物繊維
2.8g
[1人分]

材料(2人分、約12個)
ゆでもち麦ベース2	50g
豚ひき肉	30g
キャベツ	120g
塩	小さじ1/2
しょうがのみじん切り	小さじ1
にんにくのみじん切り	小さじ1
Ⓐ(鶏がらスープの素、ごま油、酒各小さじ1　しょうゆ小さじ1/2　塩、砂糖あれば三温糖各小さじ1/4　黒こしょう少々)	
ぎょうざの皮	12枚
油	大さじ1/2
湯	100ml

■たれ
甜麺醤、酢、ラー油　　各適量

作り方
① キャベツをみじん切りにしてボウルに入れ、塩をふり約10分間おく。
② 別のボウルにひき肉、もち麦ベース2、しょうが、にんにく、Ⓐを入れ、ひき肉に粘りが出るまで混ぜる。
③ ②に①のキャベツの水気をきって入れ、混ぜ合わせる。
④ ③を12等分し、ぎょうざの皮で包む。
⑤ フライパンに油をひいて④のぎょうざを並べ、中火にして湯を注ぐ。ふたをかぶせ、中強火で4〜5分間蒸し焼きにする。中まで火が通ったら、ふたを取って水気を完全に飛ばす。
⑥ ⑤を皿にのせ、好みで混ぜ合わせたたれをつけて食べる。

シェフ・テク
キャベツは塩を加えると、水分が出てきます。この水分をしぼると120g→100gになり、かさが減るので、たっぷりとキャベツが食べられます。

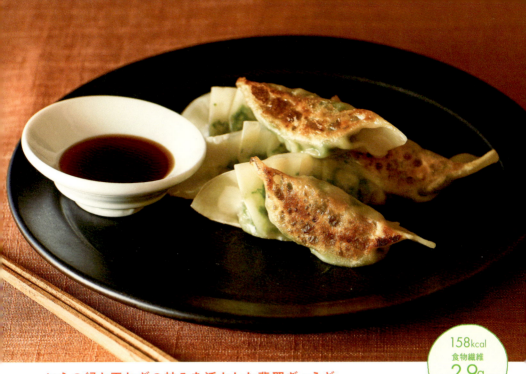

158kcal
食物繊維 2.9g
[1人分]

にらの緑と玉ねぎの甘みを活かした翡翠ぎょうざ
もち麦にらぎょうざ

材料（2人分、約12個）

ゆでもち麦ベース2	50g
豚ひき肉	30g
にら	80g
キャベツ	20g
玉ねぎ	20g
塩	小さじ1/2
しょうがのみじん切り	小さじ1

Ⓐ（鶏がらスープの素、しょうゆ、ごま油各小さじ1　山椒、塩各小さじ1/4　黒こしょう少々）

ぎょうざの皮	12枚
油	大さじ1/2
湯	100ml

■酢じょうゆ
酢あればりんご酢、しょうゆ … 各適量

作り方

1. にらとキャベツはみじん切りにし、ボウルに入れて塩をふり約10分間おく。
2. 玉ねぎもみじん切りにする。
3. 別のボウルにひき肉、水気をきった❶、❷、もち麦ベース2、しょうが、Ⓐを混ぜ合わせる。
4. ❸を12等分し、ぎょうざの皮で包む。
5. フライパンに油をひいて❹のぎょうざを並べ、中火にして湯を注ぐ。ふたをかぶせ、中強火で4～5分間蒸し焼きにする。中まで火が通ったら、ふたを取って水気を完全に飛ばす。
6. ❺を皿にのせ、好みで酢じょうゆをつけて食べる。

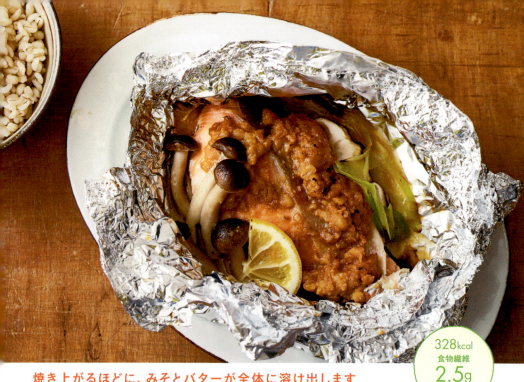

焼き上がるほどに、みそとバターが全体に溶け出します
鮭ときのこのホイル焼き

328kcal
食物繊維
2.5g
［1人分］

材料（1人分）
もち麦辛味みそ
　………… 大さじ1と1/2 ※P42参照
生さけ ……………………… 100g
長ねぎ（白い部分）………… 30g
しいたけ …………………… 1枚
しめじ ……………………… 25g
バター ……………………… 大さじ1
レモン ……………………… 輪切り1枚
酒 …………………………… 大さじ1
濃口しょうゆ ……………… 小さじ1/2

作り方
1. 長ねぎは斜め薄切り、しいたけは軸を取って薄切り、しめじは石づきを切ってばらばらにする。
2. アルミホイルに❶の長ねぎ、しいたけ、さけの順にのせる。
3. ❷のさけの上の面にもち麦辛味みそをぬって酒、しょうゆを回しかけ、しめじ、バター、レモンの輪切りをのせる。
4. アルミホイルの口を閉じ、オーブントースターで20〜25分間焼く。

青江先生のもち麦アドバイス
良質のたんぱくのさけの脂肪酸は、糖尿病など生活習慣病の予防効果などに力を発揮。またコレステロールの代謝を促進するタウリン、骨を丈夫にするカルシウムとビタミンD、美肌効果のあるビタミンA、ビタミンB群、ビタミンEなども多く含まれています。食物繊維たっぷりのもち麦やきのこ類を加えると、効果は倍増！

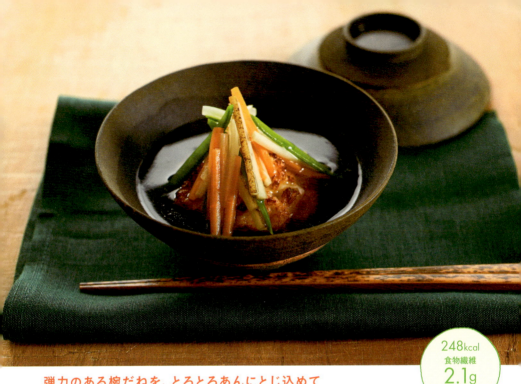

248kcal 食物繊維 2.1g ［1人分］

弾力のある椀だねを、とろとろあんにとじ込めて
自家製揚げはんぺんの野菜あんかけ

材料(2人分)

■揚げはんぺん
- ゆでもち麦ベース1 ……………… 50g
- 生たら ……………………………… 70g
- はんぺん …………………………… 40g
- 玉ねぎ ……………………………… 20g
- しょうが ………………… 小さじ1/2分
- ❹(酒大さじ1/2　みそ小さじ1)
- 揚げ油 …………………………… 適量

■野菜あん
- にんじん …………………………… 10g
- 大根 ………………………………… 10g
- ごぼう ……………………………… 10g
- 絹さや ……………………………… 20g
- だし ……………………………… 300ml
- ❸(酒、みりん各大さじ1　しょうゆ あれば薄口しょうゆ大さじ1/2　塩小さじ1/4)
- 水溶き片栗粉 …………………… 適量

作り方

❶ 玉ねぎ、しょうがをみじん切りにする。
❷ もち麦ベース1、❶、たら、はんぺん、❹をフードプロセッサーにかけ、2等分にして丸める。
❸ ❷を170℃に熱した油で素揚げする。
❹ にんじん、大根、ごぼう、絹さやはせん切りにする。
❺ 鍋にだし、❸を入れて合わせて火にかけ、❹を加える。野菜に火が通ったら、水溶き片栗粉を回し入れる。
❻ 器に❸を入れ、❺を注ぐ。

シェフのとびっきりレシピ

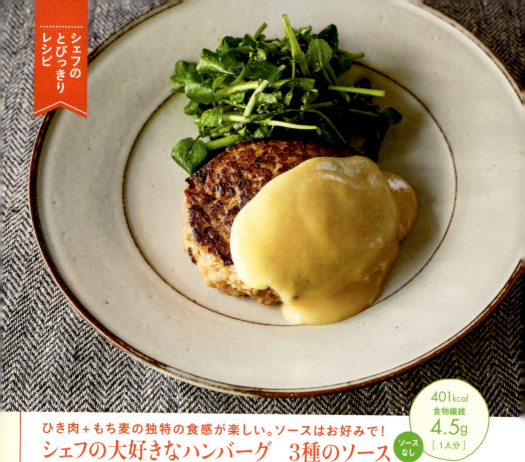

401kcal
食物繊維 4.5g
［1人分］
ソースなし

ひき肉＋もち麦の独特の食感が楽しい。ソースはお好みで！
シェフの大好きなハンバーグ　3種のソース

材料(2人分、1個200g)

■ハンバーグ
- ゆでもち麦ベース1 …… 160g
- 玉ねぎ …… 50g
- 合いびき肉 …… 160g
- 卵 …… 1個
- Ⓐ（酒、しょうゆ、水各大さじ1　おろししょうが、塩各小さじ1　ガーリックパウダー小さじ1/2　カレー粉小さじ1/4　こしょう適量）
- Ⓑ（クレソン25g　オリーブ油大さじ1　しょうゆあれば薄口しょうゆ小さじ1/4　塩少々）

作り方

❶ ハンバーグのたねを作る。玉ねぎをみじん切りにし、もち麦ベース1、ひき肉、卵、Ⓐとともにボウルに入れ、練るように合わせる。
❷ ❶を2等分し、手にたたきつけて空気ぬきをしながら成形する。
❸ 樹脂加工のフライパンに❷を入れ、中火で中に火が通るまで焼く。
❹ Ⓑを合わせて、約5分間おく。
❺ 皿に❸のハンバーグをのせ、❹を添える。

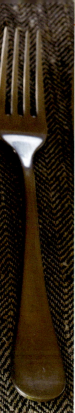

[ソース3種]

白みそガーリックソース

材料（作りやすい分量）
- Ⓐ（豆乳50ml　白みそ50g　みりん小さじ1）
- Ⓑ（しょうゆあれば薄口しょうゆ小さじ1/2　おろしにんにく、こしょう各少々）

作り方
小さめのフライパンにⒶを入れ、みそが溶けたらⒷを加えて少し煮詰める。

トマトオニオンソース

材料（作りやすい分量）
- Ⓐ（おろし玉ねぎ、みりん各大さじ2　バター5g）
- Ⓑ（トマトケチャップ大さじ3と1/3　ウスターソース大さじ2　黒こしょう少々）

作り方
小さめのフライパンにⒶを入れ炒め、Ⓑを加えて少し煮詰める。

おろし青じそソース

材料（作りやすい分量）
- Ⓐ（ポン酢しょうゆ50ml　ゆずこしょう小さじ1/4）
- Ⓑ（大根おろし50g　青じそのみじん切り4枚分）

作り方
ボウルにⒶを入れて混ぜ、ゆずこしょうが溶けたらⒷを合わせる。

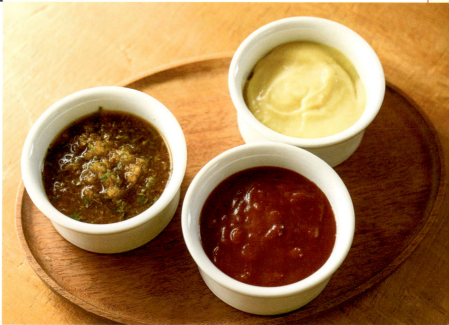

いつもの人気おかずに合わせて
山下シェフおすすめ4品

もち麦ごはんは白米ごはんのように、和・洋・中のどんなおかずにもぴったり。その中でもとくに相性のよい定番4品を、山下シェフがセレクトしました。シェフ考案、黄金レシピのもち麦ごはん茶碗1杯分（約150g）＋おかずで、いつもより食物繊維たっぷりの栄養バランスのよい献立になります。

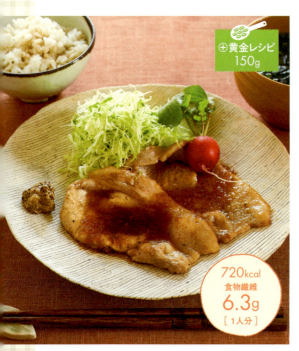

⊕黄金レシピ 150g

720kcal
食物繊維 6.3g
[1人分]

豚肉を少し焼いてからタレをからめると、焦げずにジューシー
はちみつぽん酢の豚の生姜焼き

材料（2人分）

- 豚しょうが焼き用肉 …… 320g（4枚）
- 塩、こしょう ……………………… 各少々
- 片栗粉 …………………………………… 適量
- Ⓐ（おろししょうが大さじ1　ポン酢60ml　はちみつ大さじ1/2）
- 油あれば米油 ……………………… 大さじ1
- キャベツ ………………………………… 適量
- 青じそ …………………………………… 適量
- ラディッシュ …………………………… 2個
- 粒マスタード ………………………… 少々

作り方

1. 豚肉に塩、こしょう、片栗粉を順にまぶし、少しおいてなじませる。
2. キャベツはせん切りにし、細切りにした青じそを混ぜる。
3. フライパンに油を熱して❶を入れ、中火で焼く。少し焼けたらⒶを加えて味をからめる。
4. 火を止めて肉を取り出し、たれを少し煮詰める。
5. 皿に❷、❸、ラディッシュを盛り合わせ、❹をかけて粒マスタードを添える。

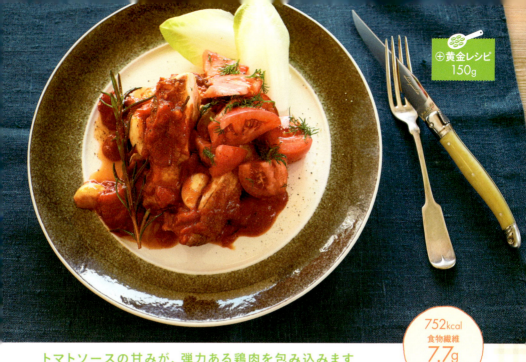

⊕黄金レシピ 150g

752kcal
食物繊維
7.7g
[1人分]

トマトソースの甘みが、弾力ある鶏肉を包み込みます
鶏のローズマリーハーブ焼 トマトサラダ添え

材料(2人分)
- 鶏もも肉 ………… 2枚(1人約120g)
- 塩 ………………………… ひとつまみ
- こしょう ………………………… 少々
- にんにく ………………………… 2かけ
- ローズマリー …………………… 1本
- Ⓐ(酒、水各大さじ1)

■トマトソース
- トマトの水煮(缶詰) … 200g(1/2缶)
- Ⓑ(トマトケチャップ大さじ3　酢、みりん各大さじ1　濃口しょうゆ小さじ2)
- バター ………………………… 大さじ1/2

■トマトサラダ
- トマト ……………… 1個(約160g)
- 塩 ………………………… ひとつまみ
- ディル ………………………… 適量

- チコリ ………………………… 適量

作り方
① 鶏肉の両面に塩、こしょうをふり、樹脂加工フライパンを熱して、皮目を下にして入れ、強火で皮をこんがりと焼く。
② 芽を取って半分に切ったにんにく、ローズマリー、Ⓐを入れ、ふたをして約5分間蒸し焼きにする。一度、鶏肉を取り出す。
③ ②のフライパンにトマトの水煮、Ⓑを入れ少し煮詰め、鶏肉を戻して、バターを加える。
④ トマトサラダを作る。トマトをひと口大に切り、塩、ディルを合わせる。
⑤ ③を皿に盛り、チコリ、④を添える。

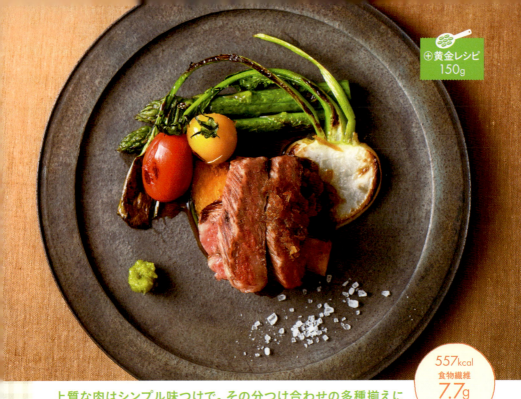

黄金レシピ 150g

557kcal
食物繊維 7.7g
[1人分]

上質な肉はシンプル味つけで。その分つけ合わせの多種揃えに
新和食ステーキ おろしりんごの醤油ソース

材料(2人分)
- 牛ステーキ肉 ………………… 100g
- グリーンアスパラガス ………… 2本
- かぶ(葉つき) …………… 30g(1/4個)
- かぼちゃ …………………… 薄切り2枚
- ミニトマト ……………………… 4個
- 油あれば米油 ………………… 小さじ1

■ソース
- Ⓐ(酒、濃口しょうゆ、みりん各大さじ1)
- おろしたりんご ……………… 大さじ1
- わさび、塩 …………………… 各少々

作り方
1. 牛肉は、室温に戻しておく。
2. アスパラガスは根元を落とし、かぶは葉つきのまま、薄切りにする。
3. フライパンに油をひき、❷、かぼちゃ、丸ごとのトマトを入れて中火で焼く。
4. フライパンを弱火にし、❶の両面をじっくりと焼いて取り出す。
5. ❹のフライパンにⒶ、りんごを入れ、中火にかけてソースを作る。
6. 皿に❸、❹を盛り合わせ、❺をかける。わさびと塩を添える。

和風のやさしい味わいともち麦ごはんは、懐かしいおいしさ
揚げたらと彩野菜の甘酢煮

材料(2人分)
- たらの切り身 ……………… 2切れ
- なす …………………………… 1本
- 小麦粉 ………………………… 適量
- パプリカ(赤・黄色・オレンジ)
  ………………………… 各15g
- しし唐辛子 ………………… 4本
- だし ……………………… 50ml
- Ⓐ(酢70ml 砂糖あれば三温糖大さじ2 みりん大さじ1と1/2 酒、しょうゆあれば薄口しょうゆ各大さじ1 濃口しょうゆ小さじ1)
- 揚げ油 ………………………… 適量

作り方
1. なすは半分に切り、皮目に切れ目を入れて水に浸けておく。パプリカは1.5cm幅に切り、しし唐辛子は何カ所か穴をあける。
2. たらは塩、こしょうをふってから、小麦粉を薄くまぶす。
3. 180℃の熱した油で❶を素揚げし、取り出して油をきる。
4. ❸に❷を入れて揚げ、油をきる。
5. 鍋にだし、Ⓐを合わせて温め、❹を入れて中火で煮汁をからめる。
6. 皿に❸、❺を盛り合わせ、残った煮汁をかける。

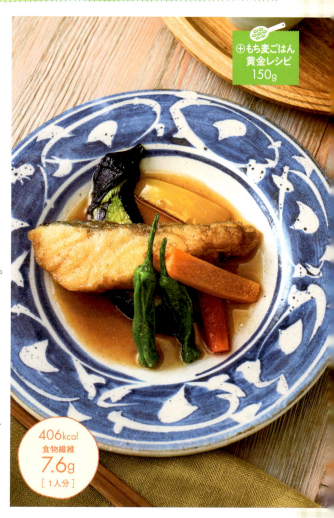

⊕もち麦ごはん 黄金レシピ 150g

406kcal
食物繊維
7.6g
[1人分]

Chapter 8 もう我慢なし！もち麦でお腹すっきりスイーツ

ダイエットするときに最も避けなければならないのが甘いもの！
できるだけ血糖値の上昇をゆるやかにする食物繊維と一緒にとって、
食べても太りにくいメニューになるよう心がけましょう。

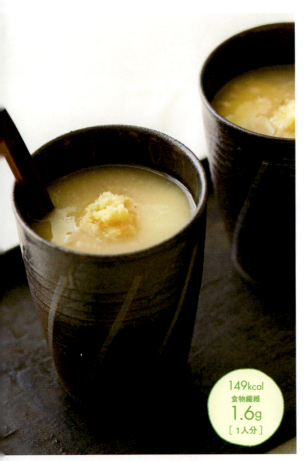

149kcal
食物繊維
1.6g
[1人分]

もち麦がゆと日本酒で作る
ホットドリンク！
特製もち麦甘酒

材料(2人分)
もち麦がゆ …………………… 200g
水 ……………………………… 200ml
Ⓐ（砂糖あれば三温糖大さじ4　塩ひとつまみ）
Ⓑ（日本酒大さじ2〜3　はちみつ小さじ1）※日本酒は好みで調整
好みでおろししょうが ………… 適量

作り方
① 鍋にもち麦がゆ、水、Ⓐを入れ、約10分間中弱火にかける。
② 麦をつぶしながら煮て、Ⓑを加える。濃度が出てきたら水（分量外）で薄め、好みの濃度にする。
③ ②を器に注ぎ、好みでおろししょうがをのせる。

 シェフ・テク　しょうがは皮ごとおろすと、風味が格段によくなります。

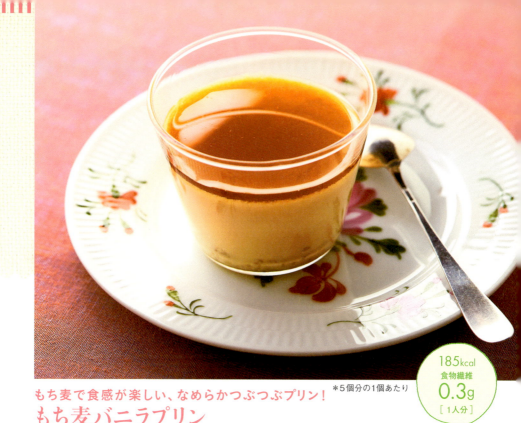

| 185kcal |
| 食物繊維 0.3g |
| [1人分] |

＊5個分の1個あたり

もち麦で食感が楽しい、なめらかつぶつぶプリン！
もち麦バニラプリン

材料（120mlの耐熱容器、4〜5個分）

もち麦がゆ（冷凍）	50g
生クリーム	90ml
牛乳	250ml
砂糖あれば三温糖	35g
卵黄	2個分
全卵	1個
バニラエッセンス	2滴
メープルシロップ	適量

作り方

① 鍋に生クリーム、牛乳、砂糖を入れ、弱火にかける。
② 少し温まったらもち麦がゆを入れて、80℃直前で火を止める。
③ ボウルに全卵、卵黄、バニラエッセンスを入れて混ぜ、②を少しずつ加えながらさらに混ぜる。
④ ③をこし器でこし、残った麦は先に器に等分に分け入れる。
⑤ ④の器の8分目までプリン液を流し入れる。
⑥ ⑤を天板に並べ、150℃に温めておいたオーブンで約45分間焼く。
⑦ 焼き上がったら、メープルシロップをかける。

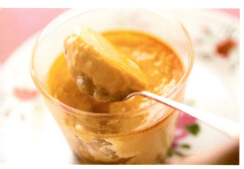

シェフ・テク オーブンの天板に湯を張って蒸し焼きにしてもOK。オーブンの大きさにより温度調整の必要があるので、火を入れ過ぎないようご注意を。

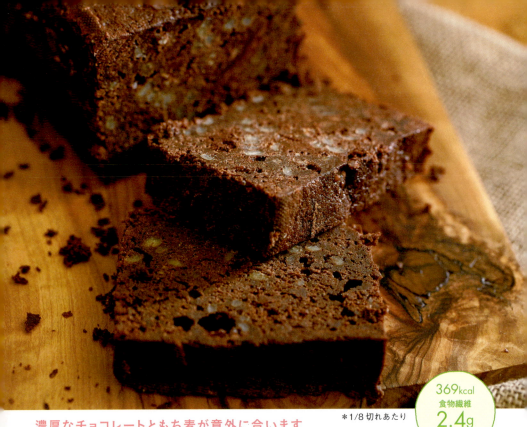

369kcal 食物繊維 2.4g [1人分]

＊1/8切れあたり

濃厚なチョコレートともち麦が意外に合います
もち麦入り濃厚チョコレートパウンドケーキ

材料（8cm×21cm×高さ6cmの型 1台分）

- ゆでもち麦ベース2 …… 150g
- 無塩バター …… 130g
- グラニュー糖 …… 75g
- 卵黄 …… 2個分
- 全卵 …… 1個
- Ⓐ（薄力粉70g　アーモンドプードル25g　ベーキングパウダー小さじ2/3　ココアパウダー13g）
- チョコレート（カカオ60％）…… 150g
- ブランデーシロップ …… 適量

作り方

1. ボウルにバター、グラニュー糖を入れ、白っぽくなるまで泡立てる。
2. 卵黄と全卵を溶き、❶に少しずつ入れて混ぜる。これを2～3回くり返す。
3. Ⓐを合わせてふるいにかけ、❷に加えて混ぜる。
4. チョコレートを湯煎にかけて溶かし、42℃くらいに温めて❸に入れて混ぜ合わせる。
5. ❹にもち麦ベース2を入れて混ぜ合わせ、絞り袋に入れて型に流す。生地を入れ終わったら、型を何度かテーブルなどに落として空気をぬく。
6. 185℃に熱したオーブンで約40分間焼き、焼けたらブランデーシロップをはけでぬる。

アジア風のデザートは温冷どちらでもおいしい
オリエンタルココナッツミルクがゆ

材料（4人分）
- もち麦がゆ……………………… 150g
- ココナッツミルク……………… 140ml
- 牛乳……………………………… 100ml
- A（砂糖あれば三温糖大さじ3　塩ひとつまみ）
- バナナ…………………………… 1/2本
- あればミントの葉……………… 少々

作り方
1. 鍋にココナッツミルク、牛乳、もち麦がゆを入れ、中弱火にかけて約5分間煮る。
2. 1にA、ひと口大に切ったバナナを入れてさっと煮る。
3. 2を器に注ぎ、あればミントの葉を飾る。

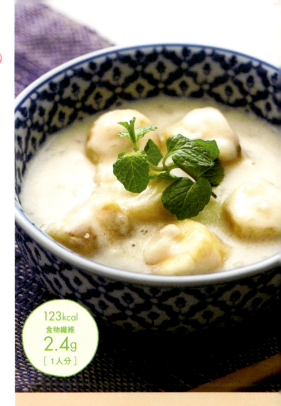

123kcal　食物繊維 2.4g ［1人分］

おもちがなくても、もち麦とあずきで大満足
もち麦栗ぜんざい

材料（2人分）
- もち麦がゆ……………………… 150g
- ゆであずき……………………… 230g
- 水………………………………… 50ml
- A（砂糖あれば和三盆か三温糖大さじ4と1/2　しょうゆ小さじ1弱　塩少々）
- 栗の甘露煮……………………… 4粒

作り方
1. 鍋にもち麦がゆ、水、あずき、Aを入れ、中火で7〜8分間煮る。
2. 器に1の半量を盛り、栗の甘露煮を2粒のせる。残りも同様に。

シェフ・テク　全体的に水分の少ない仕上がりになりますが、好みで水分調整してもOKです。しょうゆの風味がコクになります。

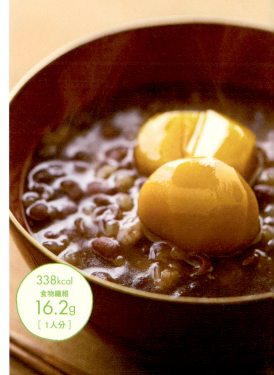

338kcal　食物繊維 16.2g ［1人分］

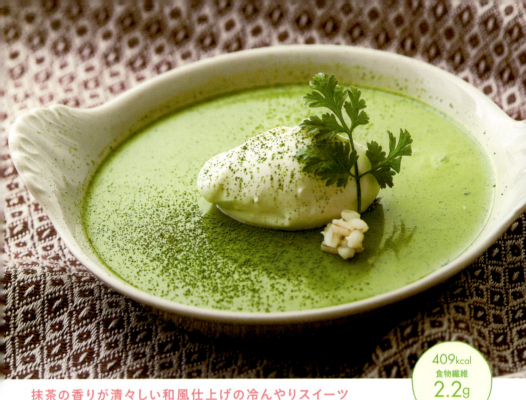

409kcal
食物繊維 2.2g
[1人分]

抹茶の香りが清々しい和風仕上げの冷んやりスイーツ
HAL YAMASHITA 抹茶のクレームブリュレ

材料(2個分)

- もち麦がゆ …………………… 30g
- 抹茶 …………………………… 9g
- グラニュー糖 ………………… 40g
- 卵黄 …………………………… 2個分
- 牛乳 …………………………… 150ml
- 生クリーム …………………… 80ml
- 板ゼラチン ……… 3g(1枚1.5g×2枚)

■ トッピング
- ホイップクリーム(加糖) ………… 適量
- 抹茶、もち麦がゆ、
- あればセルフィーユ ………… 各少々

作り方

① ボウルに抹茶、グラニュー糖を入れ混ぜ合わせ、卵黄を加えてしっかり練り合わせる。
② 鍋に牛乳、生クリーム、水(分量外)で戻してしぼったゼラチンを入れて弱火にかける。80℃くらいまで温め、ゼラチンが溶けたら火を止める。
③ ②を①のボウルに少しずつ入れながら、混ぜ合わせていく。
④ ③をこし器でこし、もち麦を加えて混ぜる。
⑤ ④を半量ずつ器に流し、冷蔵庫で冷やし固める。
⑥ 仕上げに抹茶をふり、ホイップクリーム、もち麦がゆ、あればセルフィーユを飾る。

シェフのとびっきりレシピ

食物繊維の多い食材を合わせて彩りよく
喫茶店風 チョコレートフルーツパフェ

材料(1人分)
- **ゆでもち麦ベース2** ……… 40g
- いちご ……………………… 2個
- バナナ ……………………… 1/2本
- りんご ……………………… 1/8個
- ホイップクリーム
  （生クリーム100ml
  グラニュー糖大さじ1）
- チョコレートソース ……… 3g
- バニラアイスクリーム …… 40g
- グラノーラ ………………… 15g
- 好みのチョコレート菓子、
  あればセルフィーユ、ミント
  ……………………………… 各少々
- 黒みつ …………………… 小さじ1

作り方
1. いちごとバナナは食べやすく切り、りんごは芯を除いて皮ごと薄切りにする。
2. ホイップクリームを作る。ボウルに生クリームとグラニュー糖を入れ、ボウルを氷水に当てながら泡立てる。
3. 容器にチョコレートソースを入れ、半量のもち麦ベース2、適量のいちごをのせる。
4. さらにバニラアイスクリーム、❷、グラノーラ、残りのもち麦を順にのせる。
5. 仕上げにバナナ、いちご、りんご、チョコレート菓子、あればセルフィーユとミントを飾り、黒みつをかける。

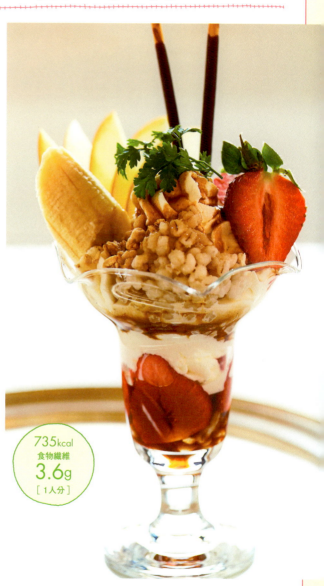

735kcal
食物繊維
3.6g
［1人分］

お腹いっぱい食べても、しっかりやせる！
糖質制限、必要なし！

もち麦ダイエットレシピ

発行日 2016年5月3日 第1刷
発行日 2017年6月7日 第21刷

著者	山下春幸
監修	青江誠一郎

本書プロジェクトチーム

編集統括	柿内尚文
編集担当	髙橋克佳、小林英史、辺土名悟
取材協力	小林暁子（小林メディカルクリニック東京）
デザイン	河南祐介、塚本望来（FANTAGRAPH）
編集協力	荒川典子（@AT-MARK）
写真	杉田空、高島宏幸、塔下智士
スタイリスト	西崎弥沙
料理制作協力	尾身奈美枝、渋澤雪絵
栄養計算	田村つぼみ
イラスト	キットデザイン
協力	古川秀史、吉田晴美（WATARMARK）
制作協力	株式会社はくばく
校正	柳元順子
営業統括	丸山敏生
営業担当	伊藤玲奈
営業	増尾友裕、熊切絵理、石井耕平、戸田友里恵、甲斐萌里、大原桂子、綱脇愛、川西花苗、寺内未来子、櫻井恵子、吉村寿美子、田邊曜子、矢橋寛子、大村かおり、髙垣真美、髙垣知子、柏原由美、菊山清佳
プロモーション	山田美恵、浦野稚加
編集	舘瑞恵、栗田亘、奈良岡崇子、村上芳子、加藤紳一郎、中村悟志、及川和彦
編集総務	千田真由、髙山紗耶子、髙橋美幸
講演・マネジメント事業	斎藤和佳、髙間裕子
メディア開発	中原昌志、池田剛
マネジメント	坂下毅
発行人	髙橋克佳

発行所　株式会社アスコム

〒105-0003
東京都港区西新橋2-23-1　3東洋海事ビル
編集部　TEL：03-5425-6627
営業部　TEL：03-5425-6626　FAX：03-5425-6770

印刷・製本　株式会社廣済堂

© Haruyuki Yamashita　株式会社アスコム
Printed in Japan ISBN 978-4-7762-0889-1

本書は著作権上の保護を受けています。本書の一部あるいは全部について、株式会社アスコムから文書による許諾を得ずに、いかなる方法によっても無断で複写することは禁じられています。

落丁本、乱丁本は、お手数ですが小社営業部までお送りください。
送料小社負担によりお取り替えいたします。定価はカバーに表示しています。